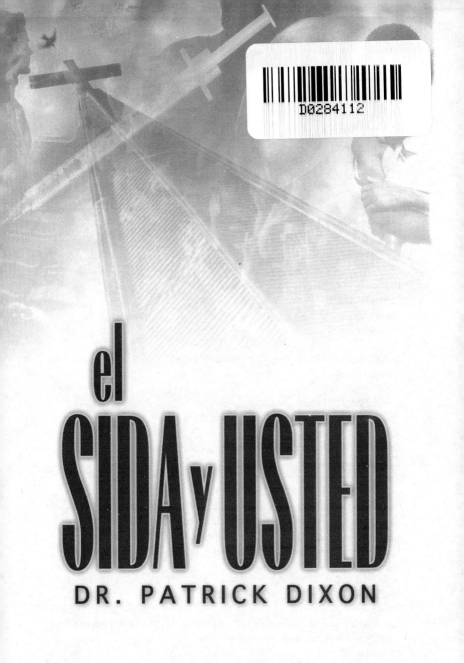

el
SIDA y USTED

DR. PATRICK DIXON

D0284112

Publicado por
Editorial Unilit
Miami, Fl. 33172
Derechos reservados

© 2003 Editorial Unilit (Spanish translation)
Primera edición 2003

© 2002 por Dr. Patrick Dixon
Originalmente publicado en inglés con el título:
AIDS and You por
Operation Mobilisation y ACET International Alliance
en asociación con Kingsway
Todos los derechos reservados.

Cualquier parte de esta publicación puede ser reproducida para uso educacional o de entrenamiento sin el permiso previo de los editores. El uso de este material requiere que se reconozca y se haga mención de ACET International, sitio en la Internet: http://www.acet-international.org, donde puede encontrar el texto completo del libro.

Traducido al español por: Martha Castilleja

Las citas bíblicas se tomaron de la Santa Biblia Nueva Versión Internacional.
© 1999 por la Sociedad Bíblica Internacional.
Usada con permiso.

Producto 496762
ISBN 0-7899-1195-7
Impreso en Colombia
Printed in Colombia

CONTENIDO

A Sheila, mi mejor amiga, más cercana consejera y fuente inagotable de aliento por más de treinta años, y para todos los que han sido parte de la familia ACET a través de los años.

Y mi sincero agradecimiento a Ray y Joy Thomas por insistir en la necesidad de que se escribiera una nueva edición, a Mark Forshaw por escribir un nuevo capítulo sobre los proyectos, a George Verwer por ayudar a que se hiciera realidad todo esto, a Susie Howe por su apoyo y celeridad para contar con ejemplares en todo el mundo y a Tear Fund por permitir la adaptación de su manual sobre el sida.

Dr. Patrick Dixon

Una respuesta urgente al sida

A MENOS QUE ALGO CAMBIE, MORIRÁN más de doscientos millones de hombres, mujeres y niños a causa del sida. Ya más de quinientos millones de personas conocen un amigo o un familiar que murió, solo uno de cuarenta millones de adultos y niños con sida, lo enterraron o cremaron a principios de 2002. Sin embargo, a pesar de todo eso, esta nueva epidemia se extiende con más rapidez que nunca entre los países de mayor pobreza, matando cada año cuatro veces por encima del número de personas de hace diez años. La gente no se da cuenta del peligro o no quiere pensar en él.

Nunca olvidaré a la primera persona que conocí con sida: un estudiante muy enfermo en un cuarto aislado de un hospital. El joven estaba angustiado, inquieto, sudoroso, luchando por respirar, sofocándose con sus propias secreciones y dominado por un miedo terrible. Tenía una mascarilla de oxígeno y sondas por todo el cuerpo. Estaba solo por completo en ese horrible lugar y a punto de morir.

Me sentí muy impresionado de que alguien en un hospital de enseñanza de Londres, con todos los servicios del mundo, estuviera abandonado en ese estado. No obstante, así eran las cosas en 1987, una época en que ningún hospicio en Gran Bretaña aceptaba a alguien con sida, donde algunas enfermeras se negaban a visitar personas con sida en casa y donde algunos de mis compañeros médicos se negaban a prescribir los medicamentos adecuados.

Solo porque estas personas tenían el diagnóstico maligno:

SIDA

A partir de ese momento me comprometí. Aquí en esa sala de hospital estaba un ser humano hecho a imagen y semejanza de Dios, en gran necesidad. ¿Cómo respondería de otra manera que no fuera con atención y ayuda, dejando de lado cualquier sentimiento personal que pudiera haber tenido sobre su estilo de vida y el medio por el cual se hubiera podido haber infectado?

Su familia ni siquiera sabía que estaba enfermo (tenía temor de que lo rechazaran y quería llevarse su secreto a la tumba) y los medicamentos que estaba tomando no hacían nada para aliviar su sufrimiento. Fue como si veinte años de medicina para enfermos desahuciados se hubieran arrojado por la ventana.

Me formé como médico especialista en cáncer, atendiendo a pacientes en etapa terminal en su domicilio. Por varios años me mantuve a distancia del sida, la especialidad de otra persona y no una enfermedad que me atrajera de forma natural, a decir verdad, todo lo contrario, pero cuando vi la espantosa realidad, el estigma, el rechazo impresionante de la gente enferma por los compañeros profesionales, y todo en mi propio entorno, me di cuenta de que las habilidades que algunos teníamos para atender a los pacientes que están muriendo de cáncer necesitaban extenderse con urgencia a los pacientes con sida también.

Sin embargo, no solo los trabajadores de la salud rechazaban a las personas con sida, la iglesia también los señalaba con el dedo, entraba en debates de moral y tomaba muy pocas acciones prácticas. Yo también había actuado igual de mal en algunos aspectos, hallando excusas en los libros para no intervenir en la nueva y extraña enfermedad. Y entonces me di cuenta de lo despiadado que había sido, y de cómo mi actitud tenía que cambiar de manera radical.

Varios días después, ese joven murió con tranquilidad, el tratamiento adecuado y con su amorosa familia al lado, pero todo el episodio me impactó muy hondo. Nunca más sería el mismo.

Este libro se publicó originalmente en 1989, como una versión más breve de *The Truth about AIDS* [La verdad sobre el sida], a fin de alentar una respuesta práctica y compasiva para el sida por parte de las iglesias de todas las denominaciones, enfocándose en la atención de la comunidad y la prevención en las escuelas. El libro se revisó y actualizó una vez más a petición de personas en todo el mundo, quienes han solicitado un libro breve de «acción» sobre el sida desde una perspectiva cristiana, y con el fuerte estímulo de Ray y Joy Thomas (AIDS Intercessors/Intercesores de sida), George Verwer (Operation Mobilisation/Operación Movilización) y Mark Forshaw (Africa Inland Mission/Misión en África Territorial).

Es triste, pero casi todo lo que advertí en 1989 es una realidad hoy, y a pesar del profundo sufrimiento y dolor de muchos millones de personas todavía hay una esperanza de que el futuro quizá no sea una repetición del pasado. Lo más molesto es que muchísimas de las lecciones de la epidemia de África a finales de la década de 1980 todavía no se han aprendido en otras partes del mundo quince años después. Incluso ahora todavía vemos la negación por parte de los gobiernos y de países enteros que, al parecer, piensan que de alguna manera «nunca nos sucederá a nosotros. Solo tendremos unos cuantos casos». Y aún permanece el prejuicio y el temor en muchos lugares.

El sida está a punto de golpear fuerte algunas partes de América Latina y el Caribe. Más de dos millones de personas en la región ya están infectadas con el VIH, a un incremento de doscientos mil cada año. En el año 2003 murieron cien mil personas de sida. La situación es muy variada: desde epidemias al estilo africano hasta patrones vistos en Europa y Estados Unidos. Sin embargo, una cosa es clara: a menos que cambie el comportamiento, el VIH se convertirá en una significativa amenaza futura para toda la región. Necesitamos observar ahora las lecciones que somos capaces de aprender de otras partes del mundo que ya experimentaron una inmensa crisis.

En la actualidad, más del uno por ciento de toda la población de doce países en el Caribe es portadora del virus. Se ha comprobado que más de dos por ciento de las mujeres embarazadas en Bahamas, Belice, la República Dominicana, Guyana, Haití, Trinidad y Tobago son VIH positivas.

La propagación allí se ha debido principalmente a las relaciones heterosexuales. Haití se ha visto muy afectada con treinta mil muertes en un año y doscientos mil huérfanos por el sida, pero las campañas de prevención parece que están resultando y los índices de infectados se están estabilizando.

En los países latinoamericanos tales como Brasil, el VIH se propaga con rapidez entre los hombres que tienen relaciones sexuales con otros hombres, así como entre los que se inyectan drogas, y ahora también entre sus parejas y más allá en la más amplia comunidad heterosexual.

La mayoría de las personas con VIH en América Latina vive en Brasil, un país con una inmensa población y muchos retos sociales. Dentro de Brasil el mayor problema radica en las ciudades.

Muchos que viven en las favelas o zonas de chozas están en un gran riesgo, con pobre acceso a la educación sanitaria, pobreza y problemas de drogadicción. Los niños de la calle son también vulnerables a la explotación sexual y a las drogas. Brasil ha respondido con un enorme esfuerzo de prevención y un creciente programa de atención. Con todo, ahora cada país en la región necesita tomarse en serio el sida.

Con más de ochenta millones infectados ya por el VIH que causa el sida, la epidemia todavía está en sus primeras etapas. Solo en Mumbai se ven más de mil nuevas infecciones cada noche y la India podría ver más nuevos casos de infección por el VIH en los próximos quince años de los que hay en todo el mundo ahora. La diseminación al estilo de África (a través de Asia) está comenzando a tomar lugar en muchos otros países. La historia se está repitiendo a una gran escala trágica, incluso con algunas señales muy preocupantes del tipo de las agresivas respuestas gubernamentales a todos los niveles como las que vimos en lugares como Uganda hace quince años.

Los cristianos ahora están dirigiendo la lucha contra el sida en muchos países. En Sudáfrica, el arzobispo Desmond Tutu estima que las iglesias y las organizaciones cristianas están proporcionando más de sesenta por ciento de los programas comunitarios para personas VIH positivas en África. En la India la respuesta cristiana ya ha movilizado a más veinticinco mil trabajadores, a tiempo parcial o a tiempo completo, que participan en la atención o prevención del sida. Este es un logro notable, un movimiento de personas por todo el país. Sabemos de esto a través de Christian AIDS National Alliance (CANA) [Alianza Nacional Cristiana contra el Sida] en Delhi, una red creciente de cientos de agencias cristianas.

También lo vemos en ACET International Alliance [Alianza Internacional ACET], una comunidad mundial de agencias independientes, algunas crecieron de pequeños inicios allá por 1988, todas buscan ofrecer una respuesta compasiva en el nombre de Cristo. Lo vemos en cientos de organizaciones misioneras y de desarrollo como Operation Mobilisation, Samaritan's Purse, Tear Fund, World Vision, Christian AID y el Ejército de Salvación.

Uganda es un maravilloso ejemplo de lo que puede suceder cuando los gobiernos y las organizaciones basadas en la fe (Faith-Based Organisations [FBO]) trabajan en colaboración. El Programa de Control de Sida ha logrado una notable reducción en los índices de infección, sobre todo entre los jóvenes, de veintidós por ciento a menos de ocho por ciento. Esto no se habría logrado sin el apoyo de la iglesia. Es una señal de esperanza para el futuro.

Los cristianos de cualquier denominación se pueden unir con facilidad en dos metas simples:

♦ Atención incondicional y compasiva para todos los afectados por el VIH y sida.
♦ Prevención eficaz respetando y apoyando la enseñanza histórica de la iglesia.

Como cristianos, muy a menudo reaccionamos ante el sida y no hacemos nada o nos precipitamos a abrir nuestra Biblia, o a consultar las enseñanzas de la iglesia, para declarar que algo está mal. Sin embargo, en nuestra respuesta podemos perder de vista la misericordia, el amor y el perdón de Dios, y la realidad de que muchos están infectados por las acciones de otros, más que por su propio comportamiento. Es posible que desde el punto de vista técnico sea cierto al interpretar las normas de Dios, pero terriblemente equivocado en cuanto a nuestras actitudes.

Tome el ejemplo de Jesús con la mujer sorprendida en adulterio que se narra en el Evangelio de Juan, en realidad la historia del hombre ausente. Aquí está un grupo de hombres iracundos, buscando una excusa para linchar a una mujer. En la época de Jesús, había una jerarquía del pecado según el género: el pecado sexual de la mujer se castigaba con la muerte, un pecado diferente era más o menos aceptable, mientras que el pecado sexual del hombre apenas se consideraba como algo reprobable. Jesús aborreció esa dualidad de criterio y rompió con ella con una sola frase: «Aquel de ustedes que esté libre de pecado, que tire la primera piedra». «Sí, usted señor, cuyos ojos nunca se han desviado a los anaqueles de las revistas, que nunca ha sentido celos, que nunca ha sido rencoroso, ni violento, que no ha hablado a espaldas de nadie, que ha sido el esposo perfecto. Usted que ha sido la esposa sin mancha, que nunca ha perdido la calma con sus hijos, que nunca ha dicho una verdad a medias ni ha violado el límite de velocidad. Vengan y arrojen la primera piedra» (véase Juan 8:1-11).

Nadie se movió. Jesús esperó hasta que se fueron alejando uno por uno, los más ancianos primero. Con una sola frase Jesús destruyó por completo toda posibilidad de juzgar los pecados de los demás de acuerdo con un criterio escalonado. Todos hemos pecado y nos hemos alejado de la gloria de Dios, todos estamos muertos del todo y fuera de la gracia de Dios.

Cuando se trata de señalar con el dedo, Jesús nos prohíbe ponernos en un pedestal. Él fue la única persona en la tierra que tuvo el derecho de condenar, aunque le dijo a la mujer «Tampoco yo te condeno». Y agregó: «Ahora vete, y no vuelvas a pecar».

Como cristianos nos confundimos entre las dos cosas que Jesús dijo: ya sea que nos precipitamos a emitir juicios y hacer enunciados morales con actitudes de censura, o nos precipitamos a expresar la misericordia y amor de Dios cayendo en un hoyo profundo donde ya no hay un marco moral definido. La manera de actuar de Jesús es mantener juntos el amor infinito y las normas perfectas en equilibrio, algo que necesitamos hacer con su ayuda.

Dejemos bien claro que la enseñanza de las Escrituras desde Génesis hasta Apocalipsis es constante en cuanto al maravilloso regalo de la unión sexual, como una celebración de amor y amistad entre un hombre y una mujer que se comprometen entre sí para toda la vida. Dios bendice la relación sexual, son las relaciones fuera del matrimonio las que lo entristecen. La Biblia deja muy claro que todas las relaciones sexuales fuera del matrimonio son erróneas, esta ha sido la enseñanza de la iglesia, concepto en común con la fe judía y el islam.

La relación sexual se presenta como un misterio, un suceso espiritual cuando dos se convierten en «una sola carne». Vemos el lado físico de esto cuando un espermatozoide se funde con el óvulo. Una célula de una mujer con la mitad de los cromosomas se fusiona con una célula de un hombre con la mitad de los cromosomas para formar literalmente una sola carne: un individuo nuevo y único, pleno de identidad y con una personalidad futura.

Por lo tanto, ¿cómo vivimos con estas tensiones? La manera de Jesús es clara: tenemos el llamado a expresar el amor incondicional de Dios a todos los que están en necesidad, sin tener en cuenta cómo llegaron a estar de ese modo.

Si alguien se lesiona de gravedad en un accidente automovilístico justo afuera de mi casa, me apresuro a auxiliarlo. No me alejo solo porque descubro que está ebrio y por eso chocó. Tampoco empiezo a predicar sermones en contra del alcoholismo en la ambulancia ni en la sala del hospital. Sin embargo, relato la historia dondequiera que voy, destacando los peligros de conducir en estado de ebriedad.

Tenemos el llamado a servir, a atender y a expresar nuestro amor a los afectados por el VIH/SIDA.

Estamos allí como siervos para ayudar a las personas como lo deseen y es un privilegio hacerlo así. Muchos se impresionan de hallar cristianos dedicados a la atención profunda aunque no comulguen con ciertos estilos de vida.

Con frecuencia pienso en la historia de Jesús sobre el hijo pródigo, quien tomó su herencia y se fue a gastarla en sí mismo a muchos kilómetros de su casa. ¿Qué habría pasado si se hubiera infectado con el VIH mientras estaba lejos y se hubiera muerto antes de tener tiempo de recapacitar? Imagino a su padre leyendo el periódico un día mientras desayuna y que vea la noticia de la muerte de su propio hijo. Me lo imagino rompiendo en lágrimas mientras le dice a su esposa: «Nunca llamó por teléfono, nunca escribió y en diez años no tuvimos más noticias que las que recibimos a través de amigos de los amigos».

En la actualidad, muchas personas con sida mueren sin esperanza y sin Dios. Pienso en nuestro Padre celestial, con las lágrimas corriéndole por sus mejillas, sin querer que alguien más pereciera, sin separarse un día más, aun con tristeza dejando que la gente fuera por su propio camino.

Las personas con sida son los leprosos de hoy que enfrentan el temor y el rechazo. Cuando Jesús tocó al leproso hizo historia, que todavía se puede relatar dos mil años después. Fue la demostración más poderosa del amor de Dios que se pudiera haber expresado además de su propio sacrificio al morir en la cruz.

Cuando un voluntario de la iglesia visita un hogar, esa persona lleva la presencia de Cristo. Jesús no tiene un cuerpo: la iglesia es su cuerpo. Nosotros somos sus manos, sus pies, su sonrisa, su voz, su corazón, su tacto.

La única parte de Dios que la gente puede ver es la vida de Jesús en usted y en mí. Mientras entramos al hogar, y damos a alguien un abrazo, traemos agua, medicinas, alimento, o tomamos la mano de alguien, nosotros también estamos haciendo un poco de historia: una declaración poderosa del amor de Dios, un enunciado profético de su corazón a la gente que con frecuencia se siente alejada por completo de la iglesia.

También hay un tiempo para explicar el propósito de Dios para la vida. Enfrentándose con un desastre mundial, resultante en gran medida de pasar por alto los caminos de Dios, sería inimaginable que la iglesia guardara silencio. Es un hecho que si todo el mundo conserva una pareja para toda la vida y cesa de inyectarse drogas, se expulsaría el virus del sida de la tierra en menos de treinta años. También es cierto que continuar sin restricción por el mismo período podría costar la vida de más de doscientos millones de personas.

Como veremos, el uso del preservativo reduce el riesgo, pero no es la respuesta a largo plazo. ¿Esperan de verdad los gobiernos que una pareja donde alguno de los dos puede tener el VIH comience a usar preservativos por cincuenta años «solo por si acaso»? ¿Qué sucederá cuando quieran tener hijos, o cuando el preservativo se rompa, se filtre, se derrame o falle de alguna u otra manera? La frecuencia de embarazos es alta con los preservativos. La píldora anticonceptiva produjo la «revolución» en la década de 1960, no el preservativo. Los preservativos también son una opción muy costosa para los países que albergan millones de los habitantes más pobres del mundo y con un escaso presupuesto: solo dos dólares por persona al año para gastar en salud. Tenemos que encontrar soluciones más sostenibles y adecuadas culturalmente para los dos mil millones de personas que ganan menos de dos dólares al día.

Por eso, la Organización Mundial de la Salud (OMS) declaró: «la forma más eficaz de prevenir la transmisión del VIH es la abstinencia sexual, o para dos individuos no infectados la fidelidad mutua. Otra posibilidad es que el buen uso de un preservativo reduzca de forma significativa el riesgo» (Día Mundial del Sida, 1990).

La única forma para que muchas parejas se aseguren de la seguridad puede ser con las pruebas del VIH. En algunos países, más de un tercio de las mujeres con sida han sido vírgenes y luego monógamas, es decir, fieles a un solo hombre, pero están muriendo debido a que su esposo se infectó en otras relaciones sexuales y las contagió. Este es un campo muy controversial y sensible. Todo el que considere una prueba necesita primero la asesoría de un experto.

CÓMO AYUDAR:

La atención compasiva para los enfermos y las personas en agonía, salvando vidas a través de la prevención y el desarrollo de la comunidad van de la mano. Quienes participan en la atención, con frecuencia, tienen mayor credibilidad e impacto. Entonces la gente puede ver la realidad de la enfermedad, cambiar de conducta y motivarse a ayudar a los que están muriendo y a los huérfanos que quedan. Aun así, el cambio de conducta quizá sea difícil, por ejemplo, cuando una mujer está desamparada y corre riesgos cada día vendiendo su cuerpo para sobrevivir. La pobreza, la educación deficiente y el sida están vinculados. Las personas más pobres son las que casi siempre diseminan el sida con mayor rapidez.

¿Están su iglesia u organización preparadas a nivel de liderazgo para el sida? Cualquier iglesia en crecimiento puede tener miembros infectados con el VIH como resultado de su estilo de vida anterior.

Las personas con sida suelen ser muy sensibles a las reacciones: ¿esta nueva persona me aceptará o me rechazará? Como sucede con el cáncer, una persona puede pasar con rapidez del enojo, a la negación, a la tristeza, a la desesperación, a la esperanza, al optimismo, al cuestionamiento, a la resignación, a la lucha, a darse por vencido, a querer el tratamiento activo o incluso a querer morir.

Se debe ser sensible de la etapa en que está hoy la persona, ayudándola a comprender que en medio de las grandes incertidumbres sobre el futuro, su amistad y apoyo constante no están en duda, como la fidelidad y amor de Dios tampoco está en duda.

Tal vez existan profundas heridas del pasado y sentimientos de falta de valor. Puede estar presente la culpabilidad sobre el contagio no intencional a otros, de sobrevivir cuando tantos otros ya han muerto y sobre los estilos de vida. El sentimiento de aislamiento y soledad puede ser intenso. El temor al proceso de la agonía con frecuencia es mucho mayor que el temor a la muerte misma.

La mayor necesidad es a menudo la ayuda práctica y simple antes que palabras de consuelo o un oído dispuesto a escuchar. Limpiar el lecho de alguien o cocinar algo de alimento puede decir más sobre su atención por la persona y sus hijos que estar seis horas en una cómoda silla. Muchos desean aconsejar a alguien sobre el sida, ¿pero quién está en realidad preparado para ir, como dice la Biblia, una milla más?

¿Y cuando se extingue la vida y quedan los hijos? Hasta ahora ya hay diez millones de huérfanos. ¿Quién los cuida? ¿Y quién está luchando por salvar la vida de la siguiente generación de padres jóvenes para alertarlos cada día sobre los riesgos del sida?

De estas cosas trata el libro.

Aunque la infección por el VIH se disemina cada vez más rápido, así lo hace la fe cristiana con más personas en los últimos veinte años que se convierten en seguidores de Cristo en todo el mundo, en especial en los países más pobres.

Mi oración es que la extensión de la fe que cambia vidas ayude a evitar la diseminación del sida, y que inspire una nueva compasión, atención y comprensión.

Patrick Dixon
Diciembre 2003

Capítulo uno

El sida también es su problema

En unos cuantos años tal vez todas las personas en el mundo conocerán de cerca a alguien que ha muerto de sida. Más de uno por cada doscientos adultos que caminan sobre la faz de la tierra ya están infectados. Quizá sea una hermana o un hermano mayor, un primo, un tío, un amigo, un vecino, el señor de la tienda, alguien en la escuela o en el trabajo. Ese ya es el caso de la mayor parte de África y partes del sudeste asiático. Uno tal vez no se dé cuenta porque el sida se mantiene en secreto. Es factible pensar que la persona murió de cáncer, o de algo más, pero alguien en algún lugar conoce otras circunstancias.

Para el año 2002 más de ochenta millones de personas ya estaban infectadas con el virus del sida, el VIH, nadie sabe las cifras exactas. El VIH se está extendiendo por todo el mundo el doble de rápido que hace cinco años.

Algunas personas sienten que enloquecen. Cambian el canal de la televisión cuando se menciona el sida. Se aterran solo de pensar que alguien en la fiesta de anoche pudiera tener la enfermedad. Entran en pánico con el solo pensamiento de haber tocado a alguien con sida o de haber tomado un vaso sucio sin darse cuenta y haber bebido de él. Si en verdad piensan que varias personas tal vez estuvieran infectadas, el pánico se convierte en histeria.

HOMBRES DE LA AMBULANCIA EN «TRAJES ESPACIALES»

En los primeros días de la epidemia, las personas actuaban de maneras extrañas. En Gran Bretaña se comenzó a usar guantes, mascarillas y botas para arrestar a un sospechoso, por si acaso estaba infectado. Los hombres de las ambulancias comenzaron a usar «trajes espaciales» para transportar a alguien que pudiera tener sida. Un sacerdote ofreció a alguien la Sagrada Comunión usando guantes y un trozo de pan en la punta de una espátula de madera. Las damas de mayor edad regresaban a sus asientos sin tomar el vino. El servicio de entrega a domicilio de una comida caliente al hogar de algún enfermo se convirtió en una comida fría y dura dejada en el umbral de la puerta porque el conductor tuvo miedo de tocar la puerta y entrar.

En Calcuta, India, una sala nueva para atención de sida se tuvo que cerrar porque no hubo médicos ni enfermeras que quisieran trabajar allí. En la misma ciudad a una madre y su bebé recién nacido los arrojaron a las calles cuando los médicos descubrieron que la mujer tenía infección por el VIH. Los aldeanos de Uganda dieron las espaldas a los enfermos de sida que murieron sin alimento ni agua, no entraban a la casa de los enfermos para evitar morir ellos mismos.

Cualquiera que sea la cultura y el país, se hallan ejemplos de estigma, rechazo, hostilidad y abuso contra las personas con sida. Por fortuna, las actitudes están cambiando en muchos lugares, pero la carga sigue ahí. Como médico no sé de otra enfermedad, hasta donde recuerdo, que haya causado estas reacciones tan extendidas. ¿Por qué?

El temor pronto se convierte en enojo. Vuelan los ladrillos a través de las ventanas o queman la casa hasta quedar solo cenizas (esto ha sucedido dos veces en Londres). Saquean los lugares y a las personas las arrojan fuera de su hogar. Y el problema sigue creciendo.

ABURRIDOS EN GRAN MEDIDA CON EL SIDA

La mayoría de las personas que conocí en los países occidentales se aburren en gran medida con el problema del sida hasta que conocen a alguien que lo padece. Es una impresión terrible descubrir que su mejor amigo está muriendo. Es aun peor cuando se descubre que nadie hablará del asunto porque padece la peor enfermedad. No tiene cáncer y es como si hubiera dejado de existir. Nadie quiere saber nada.

Aun así, en países como Ruanda, Burundi, Zimbabue, Sudáfrica o Uganda es muy diferente: todas las familias han experimentado el dolor y la muerte por el sida, basta ver los fabricantes de ataúdes al lado de la carretera o las filas de dolientes en los cementerios en Sudáfrica donde en muchas ciudades se está agotando el espacio para entierros debido al sida. No obstante, donde el sida es un problema abrumador, prevalece otra dificultad: la gente se está apagando y sumiéndose en la negación.

El sida es el asesino silencioso porque, cuando uno se entera, ya es demasiado tarde. Además, el problema es que el VIH se está extendiendo muy rápido con quince mil nuevas infecciones cada día, y a pesar de lo que se les ha dicho a muchos países occidentales, la mayoría de las personas infectadas en todo el mundo no son hombres homosexuales ni drogadictos.

Muchas de las personas que mueren de sida en los países más pobres se mantuvieron vírgenes antes del matrimonio y fieles desde entonces, pero se infectaron por sus maridos, por tratamientos médicos con sangre infectada o con agujas contaminadas.

Muchas personas en países como la India no se preocupan por el sida porque no hay ningún conocido que esté muriendo... todavía. El problema es que cuando sepan que un amigo se está muriendo, es probable que se enteren de un ciento de personas que están infectadas y van a morir en el futuro. Hay un gran tiempo de retraso.

REACCIÓN EN CADENA

Las personas que vemos en la televisión, o sobre quienes se lee en los periódicos, quizá se infectaron a principio de la década de 1990. Por los últimos cinco a diez años se han sentido muy bien, tal vez desconociendo por completo la situación y a lo mejor contagiándoles a otros la infección.

Un año, solo hay dos personas infectadas en una comunidad, pero en los doce meses el número aumenta a cuatro. Al siguiente año la cifra llega a ocho y un año después llegan a dieciséis. Todos están bien y se ven en buena forma. Ninguno tiene siquiera la más remota idea de que algo anda mal. Después de año y medio cuarenta están sentenciados y un año más tarde ya son casi cien. Este tipo de patrón de diseminación ha sido común en África y en otras partes del mundo.

Entonces, uno de los individuos infectados tiene primero una misteriosa infección viral y está fuera de acción por seis semanas. Cuando regresa se ve muy cansado, pero en una semana o dos está de nuevo en acción. Seis meses más tarde, sus amigos notan que ha perdido peso y una noche después de la cena se lo llevan al hospital de inmediato porque no puede respirar.

Uno de sus compañeros llega a verlo al día siguiente y se encuentra con la noticia de que se murió de neumonía. Una semana después, su hermano comenta a alguien en el bar que los médicos sospechan que murió de sida. La misma noche la persona número ciento dos en el club corrió un riesgo con alguien que creía que era «segura» y se infectó. Así que si se entera de que diez personas en su ciudad o pueblo han muerto de sida, sabe que tal vez entre doscientas cincuenta y mil personas estén caminando por las calles cada día sintiéndose bien, pero que son portadoras del letal virus.

CORRE COMO LA PÓLVORA

En todos los países del mundo, cada persona infectada con el virus del sida ha contagiado en promedio a una persona en unos cuantos meses. El tiempo que toma a uno infectar a dos, a cuatro, a ocho, a dieciséis y así sucesivamente se llama «tiempo de duplicación». Un catarro común se extiende con rapidez y tiene tal vez un tiempo de duplicación de una semana más o menos.

Por lo tanto, en el primer día una persona tiene un catarro común. Durante las siguientes semanas el número solo aumenta un poco al principio: uno, luego dos, cuatro, ocho, dieciséis, treinta y dos. Después de la quinta semana de término sucede algo extraordinario y sesenta y cuatro nuevas personas caen con catarro. La semana posterior es aun peor y ciento veintiocho están estornudando. Al cabo de otra semana, doscientos cincuenta y seis se sienten muy mal y una semana más tarde quinientos doce quieren tomarse un día de incapacidad.

En realidad, la situación no está tan mal. Si ahora quinientas doce personas están infectadas con el virus catarral, solo doscientas cincuenta y seis estarán estornudando porque un catarro común solo dura una semana y el resto que se infectó hace más de una semana ahora ha mejorado. Si una escuela tiene mil alumnos, en un par de semanas más se puede esperar que todos hayan tenido catarro. Esto nunca sucede porque algunas personas se defienden mejor y no se enferman.

La manera en que se propaga un catarro en una escuela demuestra cómo se puede diseminar el VIH, pero con una o dos diferencias importantes. Con el VIH, el tiempo de duplicación no es de una semana, sino que con frecuencia se inicia en un país en un lapso de seis a doce meses. Después que se infectaron miles de personas, el tiempo de duplicación disminuye, tal vez a un par de años, como hubiera sido en la escuela. Cuando solo quedan cien personas en la escuela que no han tenido catarro ni pueden defenderse, las cifras de los que se contagian comienzan a disminuir, digamos doscientas cincuenta y seis, luego quinientas doce, cien, cincuenta, diez, luego una. Una semana más tarde nadie en la escuela tiene ese catarro en particular.

LA INYECCIÓN DE LA MUERTE

Es cierto, sin embargo, que mientras la diseminación del virus del sida a través del contacto sexual es bastante lenta, debido a que la mayoría de la gente no cambia de pareja cada día de la semana, la diseminación a través de las drogas inyectadas puede ser en extremo rápida, con un adicto infectado al menos cada tercer día. En esta situación, la cifra de infectados aumentaría en un período de semanas de uno, a dos, cuatro, ocho, dieciséis, treinta y dos, sesenta y cuatro, ciento veintiocho, doscientas cincuenta y seis, quinientas doce a más de mil. Es por eso que Italia, Nueva York, partes de Escocia y otros lugares con un problema grave de consumo de drogas como Manipur en el nordeste de la India pronto tuvieron un terrible problema con el sida.

¿PODRÍA MORIR TODO EL MUNDO?

Es improbable que el sida extinga a la población mundial. En cualquier grupo, pueblo o país se extiende con rapidez a través de los que están en mayor riesgo y se disemina con mucha lentitud a través de los que tienen bajo riesgo. La cifra de personas infectadas, y la rapidez con la que se contagian, depende de cuántas personas hay en cada grupo. Si logramos persuadir a las personas a cambiar de la vida de alto riesgo a la de bajo riesgo, lograremos al menos reducir la diseminación. En Uganda el porcentaje de mujeres jóvenes portadoras del VIH ha disminuido de manera notable de cerca de veintidós por ciento a siete por ciento. La educación salva vidas, pero toma tiempo lograr un cambio de conducta de una comunidad entera.

¿Quién está «seguro»?

En Italia hablan del sida como de un flagelo de los drogadictos. En África se conoce como un azote de hombres y mujeres. En Gran Bretaña se etiquetó primero como un flagelo de la comunidad homosexual... pero todo eso está cambiando. El sida es una enfermedad de relaciones y el virus causal se extiende a lo largo de las líneas de las relaciones. Se disemina a través de un club de hombres donde se bebe, una fábrica, una oficina, un club juvenil y una escuela.

Una cosa es segura: el sida no reconoce fronteras, países, colores, personalidades ni orientación sexual. El virus se cruza entre los sexos diferentes y entre personas del mismo sexo cuando tienen relaciones sexuales, o cuando la sangre o las secreciones de una persona entran al torrente sanguíneo de la otra.

En Gran Bretaña, como en Estados Unidos, el primer grupo más afectado fue la comunidad homosexual. Como hemos visto, un grupo solo tiene que haber sido afectado unos cuantos años antes para tener un problema cien veces mayor. Eso crea una falsa impresión de que uno solo desarrolla en realidad el sida si es miembro de ese grupo.

Cabezas en la arena

Las personas siempre piensan que están seguras hasta que es demasiado tarde, y los gobiernos no son la excepción. En San Francisco sabían todo sobre esta nueva y extraña enfermedad llamada sida que mató a hombres jóvenes en Nueva York y Los Ángeles. Estaban preocupados y comenzaron a buscar señales de la diseminación en su propia comunidad. Perdieron el rumbo. Para cuando se dieron cuenta ya tenían un problema, uno de cada cuatro de la comunidad homosexual ya estaba infectado. La historia es la misma en muchas partes de África y Asia en lo que respecta a la diseminación entre hombres y mujeres.

Muchos pastores han metido la cabeza a la arena (como los avestruces). «Nosotros no tenemos un problema de sida en nuestra iglesia», me dicen. «En ese caso su iglesia debe ser única», contesto. Cuando una iglesia crece, la gente descubre que la fe y las vidas cambian, pero la infección permanece, a menos que suceda un milagro.

«Nunca sucedería aquí»

Tal parece que en partes de África central uno de cada cinco hombres y mujeres jóvenes ya están sentenciados por el virus. Sabemos ahora que el sida estaba alrededor de África, como en Estados Unidos, en épocas tan tempranas como la década de 1960. Las personas morían, pero a pesar de que todos los equipos médicos estaban alerta, solo nos dimos cuenta de que hubo un caso aislado de sida en África en 1983. En ese año de repente comenzamos a darnos cuenta del silencioso desastre en África central. Era posible que decenas de miles ya hubieran perecido y millones ya estuvieran infectados. Para ellos ya era demasiado tarde.

En la actualidad, el sida está amenazando partes de Asia de una manera similar. Solo en Mumbai, más de mil nuevas personas se infectan cada noche. He visitado aldeas en el nordeste de la India en la frontera birmana, donde en una población de cuarenta mil habitantes, ocho mil se inyectan heroína y cuatro mil están infectados. Me senté a la orilla de la cama de un joven que agonizaba, hijo de un pastor, cuyo hermano mayor ya había perdido la vida por el sida. Se devastan generaciones enteras. Sin embargo, como lo veremos, hay una simple respuesta que no cuesta nada y salva millones de vidas cada año.

PEOR QUE UNA GUERRA

Si todas las personas infectadas con el VIH solo sobrevivieran seis semanas, Estados Unidos estaría en un duelo nacional y la economía estaría en un estado de colapso. Habría pánico de las masas. Vietnam cobró la vida de cincuenta mil jóvenes del ejército estadounidense en diez años. Con más de un millón de infecciones por el VIH en Estados Unidos hasta ahora, el sida hace ver casi insignificantes esas muertes de la guerra. Incluso si no hubiera una sola nueva infección en Estados Unidos hasta el momento en que usted adquirió este libro, la cifra de muertes sería equivalente a veinte guerras de Vietnam.

¿Y en África? Sabemos que el conflicto armado favorece la diseminación. Casi todas las guerras en la actualidad son más bien internas que entre ellas, causando la huida de millones de refugiados. Cuando la ley y el orden se rompen y la milicia armada deambula por las calles o aparece entre los matorrales para detener el tránsito, resulta imposible ocuparse de un servicio de salud o pagar por esto. Se vienen abajo las campañas de prevención y se expande la enfermedad. A menudo los indisciplinados grupos de hombres armados tienen muchas parejas sexuales, ya sea a punta de pistola o a cambio de favores. Todas estas cosas significan la diseminación aun más rápida del VIH.

Algunos informes no oficiales indican que la tasa de infección por VIH en el ejército de Kenia es de más de noventa por ciento entre algunos grupos. Sabemos que muchas comunidades en Sudáfrica ya están tan afectadas que una de cada cinco personas está infectada. Esto es una pandemia con un impacto inimaginable de cientos de millones de personas.

¿Quién está seguro entonces?

Usted está seguro del sida si no está infectado y es fiel, a una pareja, quien además no está infectada hasta el momento y se mantiene leal a usted y no corre riesgos con inyecciones o tratamientos médicos inseguros.

¿Nada nuevo sobre el sida?

Las enfermedades sexuales han estado en el mundo por miles de años. La sífilis infectó y mató a decenas de miles de personas hasta que se halló un tratamiento hace cuarenta años. La gonorrea se ha seguido extendiendo con rapidez y ahora con frecuencia es resistente a los fármacos. Tenemos un gran problema con el virus herpes que causa vesículas dolorosas e imposibilitan las relaciones sexuales que, en un ciclo de por vida aparecen y desaparecen. No hay cura. El cáncer del cuello de la matriz (cáncer cervical) se está convirtiendo en algo más común porque es más probable que lo padezca una mujer cuando tiene relaciones sexuales de adolescente y con varias parejas. Cada vez más mujeres están descubriendo que no pueden tener hijos. Este problema se está incrementando debido a las enfermedades de transmisión sexual que dañan los órganos internos de una mujer. Por lo general, no se dan cuenta hasta que el daño está hecho.

Se acabó la era de la relación sexual fabulosa

La gente de la «liberación de los sesenta» hablaba mucho sobre la libertad sexual cuando la píldora anticonceptiva dio la seguridad a una mujer de no quedar embarazada. En los años 70, 80 y 90 hubo una explosión de actividad sexual entre los jóvenes de muchos países, y aumentó la cifra de jóvenes que necesitaban tratamiento por enfermedades sexuales.

Ahora vivimos con los resultados de la era de la sexualidad donde las relaciones duraderas no eran tan importantes como tener una noche de pasión, donde muchas personas dejaron de pensar dos veces antes de saltar juntos a la cama o antes de engañarse el uno al otro y donde el matrimonio construido sobre la fidelidad a menudo ha llegado a carecer de significado.

Por lo tanto, ¿qué nos dejó? Nuestra denominada «maravillosa» era sexual nos dejó con millones de víctimas; jóvenes que han crecido en hogares que se caen en pedazos porque uno de los padres tuvo varios amantes. No se necesita ser un médico ni un siquiatra de niños para ver el desastre que ha sido para muchos en la actualidad.

Además, las personas lo están pensando dos veces debido al sida.

CAPÍTULO DOS

VACUNAS, TRATAMIENTOS
Y PRESERVATIVOS

NADIE MUERE SOLO DE SIDA

EL SIDA ES UNA CONDICIÓN EN la que un virus particular debilita su cuerpo de modo tal que otros gérmenes lo pueden invadir y causar la muerte. Eso es lo que significa el nombre de «sida»: su cuerpo es, por lo general, muy eficiente para destruir los gérmenes. Llamamos a esto inmunidad. Cuando sus defensas inmunitarias están muy dañadas, decimos que sufre de una deficiencia inmunitaria. Algunos nacen con sistemas inmunitarios deficientes y otros adquieren una inmunodeficiencia debido a una enfermedad. Debido a que el sida se contrae a través de una infección, lo llamamos síndrome de inmunodeficiencia adquirida (abreviado como sida).

VIH son solo las siglas del virus de la inmunodeficiencia humana, que es el nombre científico del virus que causa el sida.

Cualquiera que sea el nombre que se emplee, una cosa es importante y que es darse cuenta de que transcurren fases a partir de que uno se infecta, donde un individuo es portador infeccioso (capaz de contagiar), pero se siente bien en general, hasta que aparecen los primeros síntomas, y finalmente surge una enfermedad muy grave o la muerte. El proceso lleva años. Es del todo imposible decir por las apariencias quién está infectado y quién no.

¿Qué es un virus?

Un virus es como un robot o un programa de computadora. Simplemente contiene algunas direcciones escritas para enseñar a las células del cuerpo que infecta cómo producir más virus. Un virus está constituido de una envoltura de proteína con una pequeña tira de material genético dentro. Este material es como el código que determina que el cabello sea castaño, y la nariz y oídos tengan la forma que tienen. ¡Estos genes programan todo dentro del cuerpo y es sorprendente que casi todas las células tengan dentro todas las instrucciones para hacer una copia idéntica de uno mismo!

El código genético que se halla dentro del virus solo contiene una instrucción o dos, pero erróneas. Si el virus se adosa por un momento sobre la superficie de un tipo especial de leucocito, o glóbulo blanco, rompe su membrana, que es como una minúscula burbuja, e inyecta el código letal en la célula. En unos cuantos minutos la célula ha tomado una copia dentro del núcleo celular (el núcleo actúa como el cerebro o el director intelectual). Este cerebro de la célula queda reprogramado de manera permanente. Esta célula está sentenciada a morir.

Muerte de las células de defensa

Por unas cuantas semanas o meses, o incluso por unos cuantos años, la célula de defensa (como un soldado) infectada se mantiene flotando y circulando en la sangre, o nadando entre los tejidos de su cuerpo. La célula tiene un propósito en la vida: localizar y destruir gérmenes. Hay cientos de gérmenes diferentes y cada tipo de leucocito está destinado a atacar a un tipo de germen.

Cuando uno se enferma

El virus solo ataca ciertos tipos de células de defensa, pero a medida que disminuye su número, resulta cada vez más difícil para el cuerpo matar a ciertos gérmenes. La persona se siente bien en general, solo con tos y catarros ordinarios. La mayor parte de los gérmenes comunes se destruyen con rapidez, pero uno o dos siguen proliferando. El resultado es una extraña infección del pecho, tuberculosis u otras enfermedades.

Cuando una célula de defensa encuentra al germen con la forma adecuada, entra en acción. Tras haber estado dormido por muchos años, trabaja horas extra para ayudar a producir anticuerpos. Estos encajan con exactitud sobre la parte exterior del germen y lo destruyen. No obstante, si las células se reprogramaron, los mecanismos se traban. El nuevo programa entra en acción y dice a la célula que deje de ayudar a fabricar anticuerpos. En cambio, comienza a fabricar nuevos virus. La célula se enferma más a medida que va aumentando su volumen. Al final estalla, liberando millones de virus nuevos a la sangre. Todos los virus se quedan en la sangre solo por unos minutos antes de tocar un nuevo leucocito saludable, estallan, inyectan el código y reprograman nuevas células, tanto células soldado como células cerebro, por ejemplo. Después de un tiempo el cuerpo se debilita y comienza el ataque de otras infecciones.

Algunas de estas infecciones simplemente causan que uno se sienta sin energía o que pierda peso, pero las del tórax pueden matar y son muy difíciles de tratar. Nadie muere solo de sida. El paciente muere sobre todo debido a otras infecciones que atacan al cuerpo cuando sus defensas están dañadas, o al cáncer relacionado con la infección del VIH. La tuberculosis es una causa común de muerte en las personas con infección de VIH avanzada.

Noticias sobre curas, vacunas y preservativos

Casi cada semana leemos o escuchamos sobre alguna nueva y asombrosa cura para el sida. Dicen que alguien ya descubrió una vacuna, y también nos hablan de lo segura que es la relación sexual si se usa preservativo. Estas son buenas noticias si fueran verdad, ¿pero lo son? Algunas personas dicen que se curan si tienen relaciones sexuales con una persona virgen. Eso no tiene sentido. Es sorprendente lo que cree la gente.

Mucho de lo que se lee y escucha es basura. Si fuera tan fácil hallar una cura, o una buena vacuna, ya se hubieran hallado, y así médicos, enfermeras, hospitales y gobiernos dejarían de preocuparse. Hay mucho alboroto en cuanto a la prevención de la expansión de la infección debido a que lo cierto es que no existe cura, ni nada a la vista. No hay una vacuna que sirva, ni quizá la habrá en al menos diez años. Para empeorar aun más las cosas, los preservativos son mucho menos seguros de lo que la gente piensa.

Espero que pronto tengamos un fármaco que mate a los virus y sea seguro. Cuando eso suceda, tendremos una cura para la influenza, o gripe, el catarro común, la polio, la hepatitis, el herpes y muchas otras enfermedades como la mononucleosis infecciosa, así como una cura para el sida. Queda un largo camino por recorrer.

Por el momento no tenemos la tecnología para hacerlo. La producción de una cura consistiría en que inventemos algunas herramientas sorprendentes que nos permitieran trabajar dentro de células individuales en el cuerpo. La llegada del hombre a la luna, o incluso a Marte, es muy simple en comparación con el conocimiento que se necesita para hallar una cura para el sida. La persona que la descubra aparecerá en los libros de historia como uno de los más grandes inventores de todos los tiempos.

Los libros hablarán de este descubridor hasta avanzado el siglo XXII.

Mientras tanto, se leerán cientos de falsas «curas». El problema con el sida es que los que lo tienen no mueren en realidad nada más de sida. Como vimos, fallecen tras infecciones y problemas que aparecen cuando el sida debilita el cuerpo. Todo lo que ayude al cuerpo a deshacerse de estas infecciones puede ayudar a alguien a lograr una notable recuperación. Los pacientes se van a casa con muy buen aspecto y a veces permanecen bien por completo durante algunos meses. La gente piensa que se han curado, hasta que contraen otra infección en el pecho. Esto da lugar a rumores y falsos informes.

«Tomé este antibiótico y en un día estaba fuera del hospital y no he decaído desde entonces. Ya no tengo sida».

El primer comentario es cierto, el segundo es falso. La persona podría morir muy rápido en cualquier momento. Las células de defensa se debilitan cada vez más y cada día que pasa el cuerpo es más vulnerable a nuevos gérmenes. Aunque la persona se vea bien, está sentada sobre una bomba de tiempo.

CURAS BASURA

En Uganda, hace unos años, se decía que los medicamentos contra la tuberculosis servían para curar el sida. Esto no tiene sentido. Se sabe que las personas con sida son sobre todo propensas a morir de tuberculosis, pero el medicamento mata al bacilo que causa la tuberculosis, no al virus que causa el sida. En Estados Unidos se ha recurrido a los tratamientos de la sífilis para combatir el sida. No sirven, ayudan a las personas a recuperarse nada más de la sífilis.

Algunas personas hacen dietas que están de moda, consumen alimentos energéticos, vitaminas en grandes dosis, hacen ejercicio, recurren a terapias de sueño y sicoterapia en varias combinaciones como curas para el sida. ¿Qué valor tienen estas cosas?

Es verdad que si sus células de defensa no funcionan bien, todo lo que ayude a su inmunidad va a ayudar a mantener su salud, y deben evitarse las cosas que lo hacen decaer y ser más propenso a enfermar. El sentido común advierte que uno debe cuidarse. Consumir con regularidad los alimentos adecuados, hacer algo de ejercicio, mantener un peso razonable, comer mucha fruta fresca, dejar de fumar, evitar el alcohol, no consumir drogas y dormir bien son medidas de bajo costo y es probable que prolonguen la vida y el bienestar de la mayoría de las personas, en especial de las que ya tienen sida o la infección por VIH en etapas tempranas.

Sin embargo, algunos anunciantes promueven todo tipo de remedios inútiles y muy caros. Mucha gente está haciendo mucho dinero con el sida.

Es verdad que en algunos países hay algunos medicamentos muy costosos llamados inhibidores de la proteasa del VIH y otros recursos terapéuticos. Con todo, estos solo controlan el fuego, no lo extinguen. Son tóxicos, así que la persona corre el riesgo de morir de un tratamiento excesivo y eso significa hospitalización. Los medicamentos se deben tomar para siempre.

Un médico de Burundi tendría que ahorrar todo su salario durante cinco años para pagar un año de tratamiento con estos fármacos y la vigilancia de un solo caso... y aun así la persona moriría de sida. Debido a esto, hay un enorme clamor de justicia y los fabricantes han dado pasos para proveer los fármacos a un costo mucho más bajo. A pesar de eso, las personas con un ingreso menor de dos dólares al día todavía tendrían que ahorrar todas sus ganancias por dos años para pagar los dos días de tratamiento de un familiar.

La misma insensatez de la idea de que todo el mundo en los países más pobres puede tener acceso al uso de preservativos en las relaciones sexuales se observa al pretender que estos fármacos de bajo costo serán determinantes ante la inmensa mayoría de la gente más pobre del mundo. Hay que recordar también que, aun si se tuviera acceso a estos tratamientos, son peligrosos e inútiles sin buenas instalaciones de laboratorio y equipos médicos experimentados. El uso más adecuado de estos medicamentos es dárselos a las mujeres embarazadas que son VIH positivas, en un curso breve de tratamiento, diseñado para reducir el riesgo de infección del bebé por nacer.

¿Qué hay sobre una vacuna?

Las vacunas son nuestras únicas armas contra las infecciones virales. La polio, la tosferina, el sarampión y otras enfermedades se están haciendo cada vez menos comunes gracias a las vacunas. Un programa mundial contra la viruela logró la erradicación de la enfermedad de la faz de la tierra. Entonces, ¿por qué no el sida?

Por lo general, una vacuna se elabora con gérmenes inocuos que tienen la misma forma exterior que el agente causal de la enfermedad y se aplica a la persona para protegerla. En una semana la persona desarrolla anticuerpos especiales de defensa. La primera vez siempre toma más tiempo crear defensas. La siguiente ocasión que uno se topa con el mismo germen solo toma una hora o dos hacer que las células soldado entren a la batalla para deshacerse del virus. Las células soldado tienen memoria inmunológica, pues pueden recordar a un germen que hallaron antes, varios años atrás.

Si uno se encuentra con un germen diferente por completo y peligroso, y la forma es la misma que la de un germen que su cuerpo conoció antes, su cuerpo está bien preparado y en lugar de morir de polio, por ejemplo, se siente un poco mal y luego mejora en uno o dos días. La vacuna ha hecho inmune al individuo.

Maestro del disfraz

El problema con el sida es que el virus sigue cambiando de forma, y confunde así a las células soldado. Una vacuna que se da a alguien hoy lo protegería a la semana siguiente, ¿pero qué me dice del próximo mes? Aquí tenemos un virus, el del sida, que es inmune a las células soldado. Por eso, el cuerpo casi nunca logra deshacerse de él. Hay otros virus que también cambian de forma. Uno se pregunta por qué la influenza sigue siendo una causa importante de pérdida de días de trabajo o de escuela, o por qué el catarro común vence todas nuestras estrategias.

La razón es que las dos enfermedades: la gripe (también denominada influenza) y el catarro común las causan virus que tienden a verse un poco diferente cada vez que uno se topa con ellos. Para el momento en que uno ya contagió el catarro a un amigo, a una docena más de personas y ha viajado medio camino alrededor del mundo, los infectados ya pueden ser diez mil en total, y el virus ya tiene una forma alterada. Cada persona infectada produce nuevos virus dentro de sus células nasales y a veces los virus que salen no tienen con exactitud la misma forma que los que entraron.

Un año o dos después, uno se encuentra con alguien enfermo de catarro, el mismo catarro que uno tuvo antes. Si los virus catarrales fueran como los del sarampión o de la varicela, el cuerpo los recordaría y los destruiría de inmediato. Sin embargo, el virus del catarro se ve muy diferente por fuera de cuando las células soldado grabaron su imagen, no lo logran identificar. No hay anticuerpos prefabricados que encajen lo bastante bien, así que las células soldado tiene que volver a empezar.

Una vacuna contra la influenza

Hay una vacuna contra la influenza, o gripe, y sirve un poco debido a que el virus tiende a permanecer de la misma forma por un poco más de tiempo que el virus del catarro común. Tenemos una idea de la cepa viral que se aproxima del otro lado del mundo. Tomamos muestras de personas en Hong Kong y Australia y sabemos que si podemos tener elaboradas las vacunas y dárselas con rapidez a las personas mayores en Canadá, seremos capaces de reducir las cifras de muertes por influenza este invierno. Aun así, se tiene que producir una vacuna nueva cada año.

Por lo tanto, aun si halláramos una vacuna contra el sida que sea segura y dé resultados, es probable que tuviéramos que revacunar a todo el mundo a intervalos frecuentes. Este virus todavía no se puede destruir. Puede cambiar de forma mediante pequeñas modificaciones aun en la misma persona en unas cuantas semanas, así que los anticuerpos que funcionaban bien al principio del mes son casi inútiles al final del mes.

Un virus ataviado para parecerse a usted

Dondequiera que lea sobre el sida, la verdad es que nunca se ha hallado un solo anticuerpo humano que sea poderoso contra el VIH, aunque tenga la debida forma. Casi todos los infectados producen anticuerpos, pero aun así se enferman y mueren. Este virus es inmune a los anticuerpos.

Por lo tanto, la próxima vez que escuche de algún científico maravilloso que él mismo se ha aplicado una dosis de vacuna contra el sida, tenga cuidado. La única manera de saber si resulta es inyectándole sangre de alguien con sida y ver lo que sucede. No obstante, ¿cuánto tiempo piensa que tiene que esperar para estar del todo seguro de que nunca desarrollará sida? Tal vez diez años. Para entonces, su esposa y sus hijos estarán viviendo en suspenso, sabiendo que puede morir, y que también puede ser un portador infeccioso.

¿Hacerle una prueba?

Las personas se pueden preguntar por qué no podemos hacerle una prueba al virus. Es lamentable, pero la prueba del sida no es de ese tipo. Es en extremo difícil detectar este minúsculo virus. La única prueba ampliamente disponible que tenemos por el momento no es para el virus mismo, sino para los anticuerpos que producen casi todas las personas infectadas. Así que quienes quieran someterse a una prueba, con frecuencia tienen que esperar un tiempo después de que estuvieron en riesgo la última vez, un lapso mayor de doce semanas. Si detectamos anticuerpos, significa que la persona estuvo en contacto con la infección (o que ha desarrollado anticuerpos en el caso de la aplicación de una vacuna). No es posible decir la diferencia.

La mayoría de los expertos se sienten muy desanimados al hablar de vacunas. Dicen que al menos estamos a casi diez años de lograr una vacuna que sirva, e incluso, si encontramos una, se tomará años para tener la certeza de que es lo bastante segura para darla a un elevado número de personas y producir grandes cantidades a bajo costo.

Los preservativos no son la respuesta total al sida

A muchas iglesias no les gusta hablar de los preservativos. Sin embargo, ¿cuál es la verdad? ¿Son los preservativos la respuesta médica? ¿Se opone a los valores de Cristo la promoción del uso de preservativos? Y otra pregunta...

Si el sida mata, el cuerpo no lo puede combatir, los fármacos en realidad no lo tocan y las vacunas son inútiles, ¿qué esperanza hay? Cada vez que voy a las escuelas a hablar con la gente joven, todos me dicen que la relación sexual segura es con el preservativo, aunque han decidido no usarlo nunca. Entonces, aun si cambiaran su forma de pensar y usaran preservativos, ¿dan en realidad tan buenos resultados como la gente cree? A nadie le gusta decir que los preservativos no son tan seguros como se piensa.

Aquí está la verdad:

Los preservativos logran reducir en gran medida el riesgo de diseminación del VIH, pero no son ciento por ciento seguros.

Y aquí está una preocupación:

A veces la promoción indiscriminada de preservativos puede dar un mensaje mixto a los jóvenes: por un lado se les alienta al celibato y a la fidelidad, y por el otro parece que se les anima a tener parejas múltiples en situaciones donde podrían estar en contacto con infecciones a menos que usaran el preservativo.

Todo el mundo está de acuerdo en que algo relevante produjo la explosión sexual de la década de 1960, con la liberación de las mujeres del temor al embarazo, la capacidad de planear de manera confiable una familia y explorar con libertad las relaciones sexuales. La explosión sexual de los años sesenta se produjo por la píldora anticonceptiva, no por el preservativo.

Bebés de preservativo

Antes de la década de 1960, las mujeres alertaban a sus hijas de que al acostarse con alguien podrían tener un bebé indeseado. A decir verdad, los preservativos han estado en el mundo por muchos años, desde 1850 a.C. (no d.C.). Los antiguos chinos y romanos sabían todo sobre preservativos y no eran más confiables entonces.

Durante la Segunda Guerra Mundial, los preservativos estaban ampliamente disponibles y eran la mejor forma de contracepción, «los bebés de la guerra» nacieron de mujeres tras apresurados romances con soldados que se iban, lo que se convirtió en broma constante. Miles de padres, abuelos, tíos y tías de la actualidad nacieron como «bebés de guerra», y después de la guerra como «bebés de preservativo». Estos bebés sorprendieron a muchachas jóvenes, quienes pensaban que los preservativos eran seguros para evitar el embarazo.

Incluso hasta ahora, el éxito de los últimos preservativos no es tan bueno para evitar un embarazo como cree mucha gente. Si yo, como médico, tengo cien mujeres jóvenes que han optado por el preservativo para evitar tener hijos, cada año espero que catorce de las cien lleguen sorprendidas y confusas al consultorio porque no se les ha presentado su menstruación, y no pueden creer que estén embarazadas debido a que su pareja estaba usando preservativo.

¡PRESERVATIVOS PERFORADOS!

Solo a manera de registro, los preservativos de baja calidad que están a la venta pueden tener de siete a diez agujeros, defectos evidentes desde que se abre el paquete. Asimismo, en un paquete recién abierto, los mejores preservativos tienen solo un orificio en doscientas piezas. No obstante, lo que sucede después que se abre el paquete es mucho más importante. Es posible que sea difícil por completo usar como es debido el preservativo. Se puede torcer al tratar de ponerlo en la oscuridad, enredarse en las joyas de una mujer, romperse, caerse, enrollarse y chorrearse si no se retira con cuidado al terminar de hacer el amor.

Si somos sinceros, hay que decir que nadie sabe con certeza por qué los preservativos tienen ese espantoso hábito de fallar. Una buena razón quizá sea que la pareja dice que lo está usando, lo compra con buenas intenciones, pero cuando en realidad llega el momento ardiente no se los llegan a colocar.

ES POSIBLE INFECTARSE AUN CON PRESERVATIVO

Si comparamos el tamaño de un espermatozoide con el de un virus, y damos una longitud ficticia de diez centímetros al espermatozoide, el virus sería como la cabeza de un alfiler. Si los espermatozoides pueden ir de un hombre a una mujer, los virus pueden hacer lo mismo. También pueden cruzar de una mujer a un hombre. No debe sorprendernos entonces que hallemos informes de hombres que han infectado con el VIH a sus esposas, o lo opuesto, a pesar del uso cuidadoso del preservativo.

Aun si el preservativo falla, es improbable que una mujer se embarace. Una mujer solo se puede embarazar tres de treinta días del mes, e incluso si sucediera un día fértil, cuando hay un óvulo listo para ser fecundado, muchas personas tienen que intentar muchas veces antes de concebir un bebé. Es más, cinco de cada cien personas nunca lo logran. A otras cinco de cada cien les tomará meses o años de ansiedad intentando tener un bebé. El señor y la señora Promedio se toman cerca de cuatro meses en los intentos.

Sin embargo, con el VIH, uno puede en teoría infectarse cualquier día del mes. Una vez es suficiente para contagiarse.

LOS PRESERVATIVOS SON COMO CINTURONES DE SEGURIDAD

Los cinturones de seguridad salvan miles de vidas al año, pero se teme que los conductores, al sentirse más seguros usándolos, en realidad promuevan la velocidad, violar las luces de pare y manejar de manera alocada. Al final, hay situaciones de mayor riesgo y el número de vidas que se salvan quizá no sea tan alto como debería ser.

Los preservativos son exactamente lo mismo: reducen la posibilidad de morir de una actividad que puede ser muy peligrosa. Al impulsar el uso del preservativo y promover que son más confiables de lo que son, algunas campañas de salud pueden en realidad alentar a la gente a no modificar su manera de vivir. «Llévalo como algo normal, pero solo recuerda, cuando puedas, usa el preservativo», dicen.

Es muy simple: si se va a correr un riesgo al tener relaciones sexuales con alguien que quizá esté infectado (y como ya se sabe, la gente no dice la verdad y no se puede determinar por el aspecto exterior) y no usa preservativo, es un acto insensato.

Un preservativo bien puede salvar la vida. Los preservativos, sin duda, ya han salvado a millones de personas de morir de sida.

Cuando se usa el preservativo, uno debe asegurarse de la calidad. Los preservativos se pueden deteriorar en los países de clima cálido si se guardan por varios meses antes de su uso. Se recomienda el uso adicional de un espermicida que contenga monoxinol para reducir aun más el riesgo. Si desea usar un lubricante, use los que tienen base de agua y contienen espermicida de monoxinol. Los lubricantes con base oleosa pueden corromper los preservativos en minutos.

Con todo, no se engañe que solo porque usa el preservativo nunca habrá un bebé ni nunca se infectará.

Si tiene relaciones sexuales de manera regular con alguien, o con personas portadoras del virus, un día, con preservativo o sin preservativo, se puede infectar. Lo mismo sucede cuando uno disfruta manejando a alta velocidad autos deportivos más allá de los límites de seguridad en la carretera, pensando que nunca se va a matar en un accidente porque siempre usa un cinturón de seguridad. El cinturón de seguridad da la sensación de seguridad, pero no garantiza que no haya un accidente.

El sida no se puede abortar

Los preservativos reducen el riesgo de ochenta y cinco a noventa y cinco por ciento, pero yo no le confiaría mi vida a un preservativo. Hay personas que están infectadas o han muerto a pesar de que los usaron. Los preservativos no son tan seguros como se piensa. Toda la literatura de salud dice «use un preservativo para relación sexual más segura». El problema es que escuchamos lo que queremos escuchar. Escuchamos «segura» (y no como dice: más segura). Alguien dijo hace poco, se puede abortar un bebé, pero no se puede abortar al sida.

Las mujeres pueden usar preservativos

En la actualidad, se cuenta con algunos tipos nuevos de preservativos. Se hacen del mismo material que los ordinarios, pero con el refuerzo para mantenerlos en su lugar dentro de la mujer. Pueden proporcionar una medida adicional de protección. El problema es que en realidad cuando un hombre y una mujer están haciendo el amor, estas membranas muy delgadas de goma, ya sea que la use un hombre o una mujer, se pueden resbalar o mover. Suceden cosas y la pareja no se da cuenta sino hasta después, cuando ya es demasiado tarde. Mientras más fuertes y gruesas se hacen estas cosas, cada vez menos personas quieren tener que ver con ellas. El preservativo ideal es invisible y que ninguno de los miembros de la pareja sienta algo diferente. Esto no existe, aunque de alguna forma el preservativo femenino es un mejoramiento y puede usarse varias veces. Se han vendido treinta y cinco millones de preservativos femeninos en todo el mundo.

Los preservativos deben ser parte de la respuesta cristiana al sida

Las iglesias toman posiciones muy diferentes respecto al asunto del preservativo. Sin embargo, al colocar a una iglesia en una

posición contraria al preservativo se debe considerar esto: un
hombre recurre al pastor porque se infectó a través de una transfusión de sangre y está preocupado por la salud de su esposa.
Ambos se sometieron a las pruebas. Él está infectado, pero ella
no. ¿Qué consejo le daría? Sin duda, el único consejo que tendría sentido tanto para el esposo como para la esposa es comprender que hay un riesgo serio para su vida si tienen relaciones
sexuales sin protección, pero que si usan el preservativo cuida-
dosamente, cada vez que hagan el amor, se reducirá en gran
medida el riesgo de que ella se infecte. En esta situación, sería
una locura, casi tal vez como un acto de homicidio, no informar
a la pareja el beneficio real del uso del preservativo.

En tal situación, analicemos los riesgos. Sabemos que si la
pareja está sana, aparte de que uno tiene el VIH, considerando
que ninguno tenga sífilis, gonorrea, chancro u otra enfermedad
crónica de transmisión sexual sin tratar, en la relación heterosexual normal, el riesgo de transmitir el VIH durante un solo
episodio es quizá menos de uno en doscientos. Y sabemos que el
uso del preservativo puede reducir el riesgo más allá de noventa
por ciento. Eso significa que el riesgo de contraer el VIH del
esposo o de la esposa si se usa con sumo cuidado el preservativo
en esa situación es probable que sea menos de uno en dos mil.
En otras palabras, en promedio, esa pareja necesitaría hacer el
amor dos mil veces antes de que el no infectado contraiga el
VIH. Desde luego, podría suceder después de solo veinte veces,
o no, incluso después de diez mil ocasiones. Es una cifra promedio que se obtendría al dar seguimiento a lo que les sucede a
cientos de parejas.

Así que para los cristianos parece obvio que al menos en
algunas circunstancias no debe haber reserva alguna sobre el uso
del preservativo donde el objetivo es salvar la vida del esposo o la
esposa en el matrimonio. Lo que avancemos por este camino

depende de la iglesia, y como digo, las tradiciones y las culturas varían muchísimo.

DILEMAS DE PAREJAS COMPROMETIDAS

A propósito, algunos líderes eclesiásticos en países muy afectados por la infección están diciendo que no casarán parejas a menos que se hagan la prueba, y si alguno de los dos tiene VIH, les prohibirán casarse. Sin embargo, yo no encuentro un pasaje en la Biblia que apoye esa acción. Es claro que debemos alentar a las personas a ser muy cuidadosas y responsables. Si tanto el hombre como la mujer tienen el VIH, no veo una razón médica del porqué no se deban casar, como cualquier otra persona con cáncer. Es probable que piensen con mucho cuidado antes de intentar tener hijos, en parte debido al riesgo de infectarlos, aunque los fármacos contra el VIH pueden reducir ese riesgo si se toman en el embarazo. Y también en parte debido al riesgo de bienestar del niño si queda huérfano a temprana edad.

Una pareja comprometida donde uno está infectado y el otro no, están en una situación terrible porque comienzan una relación para toda la vida donde el acto de mayor intimidad podría matar a uno de ellos. A mí me parece que estas situaciones son asuntos para una comprensiva consejería personal y no se pueden establecer reglas absolutas en la iglesia.

¿QUE HAY SOBRE FUMAR?

En fechas recientes estuve debatiendo sobre el asunto de los preservativos con muchos líderes de iglesias en Burundi. Les pregunté si aprobaban el tabaquismo. Dijeron que no. Yo señalé que uno puede fumar cigarrillos con filtro o sin filtro, los cigarrillos filtrados son más seguros, matan menos gente. Por lo tanto, si estos líderes tuvieran un amigo que insistiera en fumar, ¿lo alentarían a fumar cigarrillos con filtro? ¿Le explicarían cuánto más seguros eran? ¿O sentirían que están alentando a la gente a fumar más que nunca?

Sin embargo, los líderes eclesiásticos aceptaron que por mucho que estuvieran en contra del tabaquismo, lo último que quisieran sería cigarrillos aun más peligrosos y estuvieron de acuerdo en que los anuncios gubernamentales deberían explicar a los fumadores que es mejor usar marcas con filtro.

Este mismo argumento se ajusta en muchos aspectos a los preservativos. Si alguien (a pesar de persuadirlo) va a correr un riesgo de cualquier manera y puede perder la vida como resultado de tener relaciones sexuales con una persona infectada esta noche, ¿no tenemos la misma obligación de alertarlo sobre los riesgos y explicarle cómo evitar una sentencia de muerte lenta?

Así que para mí el asunto es claro: hacemos todo lo posible para favorecer el celibato y la fidelidad, pero también tratamos de que la gente se dé cuenta de que hay una forma de reducir el riesgo de muerte.

LOS PRESERVATIVOS SON MUY COSTOSOS PARA QUE LOS PAÍSES POBRES SE LOS DEN A TODOS

Hay otro problema con los preservativos: el costo. Solo el preservativo femenino se puede usar con seguridad más de una vez. Así que, ¿quién los va a dar?

A ACET International Alliance, la red de programas de sida en muchos países que ayudé a fundar en 1988, se le ofreció en una ocasión un lote de ciento cuarenta millones de preservativos chinos entregados en cualquier puerto de África por un cierto precio. Les dije que aun si tuviéramos el dinero, calculaba que ciento cuarenta millones de preservativos durarían al continente africano una sola noche y, entonces, ¿qué haría la gente? Y lo que es más, se gastaría todo el presupuesto destinado al VIH por un tiempo prolongado. Incluso la Organización Mundial de la Salud no tiene suficiente dinero para financiar esos esquemas en bases sostenibles. En 1990, un rico hombre de negocios le ofreció medio millón de preservativos al Ministro de Salud de Uganda, y tuvo la misma reacción: «Muchas gracias, pero le durarían al país un día». Tenemos que pensar en algo más profundo que en piezas elásticas. Tenemos que enfrentar la realidad. Debemos pensar a una escala mucho mayor y prolongada.

Los preservativos pueden ser una solución para las personas adineradas, capaces de comprar tantos como necesiten, o para los afortunados que viven cerca de un punto de distribución gratuita, pero una cosa es clara: las naciones ricas no están dispuestas ni son capaces de pagar suficiente dinero como para que cada acto sexual esté protegido con goma en dos tercios del mundo, así que la idea de que debemos decirle a todos que usen preservativo es una broma cruel. Y cuando dos mil millones de personas sobreviven con un ingreso de menos de dos dólares al día, viviendo en países donde el presupuesto para la salud es de solo dos dólares por persona en todo un año, ¿cómo pueden los preservativos ser una solución sostenible, accesible y localmente adecuada?

Los preservativos tienen que producirse en fábricas de alta tecnología y calidad, empacados con sumo cuidado y almacenados como es debido. Por eso son caros y una extraña solución al «estilo occidental» para una sociedad de baja tecnología donde muchos aldeanos pueden tener muy pocos objetos manufacturados: un contenedor de plástico para agua, un par de cacerolas de metal para cocinar, un radio de baterías y la ropa que usan. Todo lo demás son productos locales a partir de lo que crece o se siembra en la tierra. ¿Esperamos en realidad que los preservativos sean la respuesta en lugares como este? Por supuesto, los preservativos también tienen la ventaja de proveer control de la natalidad para quienes lo quieren, pero persisten los asuntos prácticos.

El VIH es un asunto de desarrollo

Una de las razones por las que concluimos que el VIH es un asunto de desarrollo es porque la pobreza favorece la diseminación de la infección viral. La ignorancia, la falta de atención de la salud, las comunicaciones deficientes, la indigencia, los niños ganando dinero o alimento a cambio de relación sexual casual, etc. Estos ciclos de carencias necesitan romperse. No bastará el simple enfoque en el VIH mismo para detener el sida.

Tome el ejemplo de una mujer que comercializa la relación sexual: ¿cómo va a sobrevivir si deja de brindar sus servicios a los hombres? ¿Quién alimentará a sus hijos? ¿Quién pagará sus medicamentos? Las campañas de prevención no son suficientes. Necesitamos un enfoque integral.

Por eso una de las armas contra el sida es el crecimiento económico: alentar las inversiones, los negocios y el comercio internacional. La banca a pequeña escala, los esquemas de generación de ingresos y otros programas de autoayuda desempeñan un papel vital, no solo para recaudar ingresos generales en un país, sino para ayudar a los que tienen el virus del sida a reconstruir sus vidas y ayudar a los huérfanos a sobrevivir. He visto cuarenta mil personas levantarse de manera simultánea y salir de la pobreza absoluta en lugares como Delhi: personas que vivían en tiendas y en asentamientos de pobreza ahora están viviendo en casas de dos pisos con todos los servicios, y con negocios exitosos, en gran medida como resultado de los esquemas de la banca a pequeña escala, donde grupos de mujeres toman pequeños préstamos para varios negocios y son garantes entre sí.

Como hemos visto, el sida es una terrible enfermedad para la cual no hay cura ni vacuna. La única esperanza es enseñar a la gente cómo protegerse de la infección. Si no hay cura, no hay vacuna, y los preservativos solo reducen el riesgo, además de ser inaccesibles, o no estar disponibles para cientos de millones de personas, ¿cuál es la respuesta?

Experiencia en África

Solo hace unas semanas volé a un país donde se necesitaba con urgencia una solución para prevenir la pérdida de una gran parte de toda una generación. Uganda ha tenido en el pasado más casos reportados de sida que cualquier otro país en África. Se pensaría que es el peor afectado: no lo es. Sin duda, es el país con los líderes más sinceros y valientes. Además, ha tenido una de las campañas de mayor éxito en el mundo con notables resultados.

Había otros países africanos que tenían un problema grave, o tal vez peor, pero no lo expresaron. Incluso, uno de ellos redujo el número de casos de sida reportados, aun cuando los médicos en ese país sabían que las cifras estaban arregladas. Si la gente piensa que un país tiene mucho sida, las grandes compañías evitan la llegada de turistas. La economía se colapsa y, además de tener miles de enfermos jóvenes más que cuidar, hay una alta tasa de desempleo y una pobreza creciente.

El gobierno de Uganda admitió con franqueza que había un gran problema. Abrió las puertas a la ayuda internacional y a la educación. ¿Cómo se educa a las personas sobre una causa importante de muerte cuando no se admite de manera oficial que la gente se está muriendo?

En algunas partes de África central, uno de cada tres conductores de camiones que van de un lado a otro en las principales carreteras están infectados, así como la mitad de las chicas que trabajan en los bares. Tal vez uno de cada cinco hombres y mujeres jóvenes en algunos de estos pueblos están infectados. Algunos han dicho que piensan que hay pueblos en África central donde tal vez la mitad de la gente joven sexualmente activa se está muriendo.

COMO CUALQUIER OTRA ENFERMEDAD SEXUAL

Conocí a una madre que había perdido a dos hijas. Su rostro era la imagen viva del sufrimiento. La mujer, arreglada y dignificada, me relató cómo habían muerto. «Hubiera deseado haber sido yo», expresó, «eran muy jóvenes». En África la infección se ha diseminado como cualquier otra enfermedad sexual: del hombre a la mujer y de la mujer al hombre. Los europeos que permanecen en estos países con frecuencia llegan a casa infectados después de tener relaciones sexuales solo unas veces.

En 1988 visité Uganda por primera vez: hablamos a más de veinte mil personas en cerca de diez días, a petición e invitación de los Ministerios de Salud y Educación. Cuando fuimos a las escuelas y pedimos que alzara la mano quien conocía en persona a alguien que hubiera muerto de sida, la mitad levantó la mano. Dos años después, casi todos levantaron la mano.

Celebramos concurridas reuniones al aire libre con una gran banda sonora, un enorme sistema para dirigirse al público e intérpretes. Miles asistieron procedentes de aldeas locales. Más de dos mil quinientas personas se sentaron en la plaza o estuvieron de pie inmóviles, por alrededor de tres horas, mientras asistimos a la gente de la localidad en educación y contestando preguntas. La mayoría de la audiencia eran hombres, que casi nunca se presentaban normalmente a tales cosas. Vinieron porque en el área donde estábamos el sida se había convertido en un asunto de vida o muerte para todo el mundo.

DESESPERADO POR UNA PRUEBA

Muchos jóvenes se acercaron a mí con el deseo de que se les hiciera la prueba del sida. Tenían una buena razón para estar preocupados, sabían que había una posibilidad muy alta de que alguna de dos personas que se iban a casar estuviera infectada.

Una cosa era si los dos estaban infectados, pero si no, uno podría matar al otro. ¿Qué deben hacer? Es muy poco convincente solo decirles que usen el preservativo con sumo cuidado por el resto de su vida.

¿Qué hay sobre los niños? Si la chica tiene un bebé, sabe que la infección se puede pasar en la leche. La joven deseaba la prueba para estar segura de no matar sin quererlo a su bebé. Una esposa vino a verme. Estaba preocupada porque su marido salía a menudo con otra mujer hasta horas avanzadas de la noche. El hombre admitió que fue infiel en repetidas ocasiones en los últimos diez años y ambos se dieron cuenta que era bien fácil que estuvieran infectados, como tantas personas que murieron. Querían saber si era seguro que él se acostara con alguien más otra vez y no tocara a su esposa.

Todas estas personas ansiosas no solo necesitan asesoría. Algunas tienen la necesidad urgente de una prueba. Esta es una de las armas más poderosas que tenemos para combatir el sida porque ayuda a identificar a personas portadoras del virus a fin de que tomen medidas para no matar a sus seres queridos ni tener relaciones casuales. Asimismo, la prueba ayuda a otras personas a descubrir que ellas y su pareja no están infectadas, de manera que pueden gozar sin angustia de la relación sexual sin preservativo para siempre y sin riesgo de VIH, a menos que uno u otro sea infiel.

UNA PAREJA PARA TODA LA VIDA

La respuesta del gobierno de Uganda a la crisis fue rápida e impresionante. No hubo mensajes a medias. La respuesta fue obvia y clara: «La relación sexual segura es entre vírgenes, ahora casados para toda la vida (si en verdad no pueden controlarlo, un preservativo puede salvar la vida)».

En África muchos gobiernos han estado muy preocupados también por la diseminación a través de tratamientos médicos.

En algunas zonas, una bolsa de medio litro de sangre donada por cada cinco bolsas en los bancos de sangre del hospital está llena de virus. Por fortuna, ahora en casi todas partes de África tienen recursos para realizar pruebas a la sangre. Las agujas también están escasas, o el equipo se rompe al calentarse o esterilizarse, o no está disponible. Nadie sabrá cuántos médicos y enfermeras han muerto en África sin saberlo. Así que una parte importante de la campaña de salud es asegurarse de que todos sepan de los peligros de la sangre y las agujas.

LA GENTE DICE QUE ÁFRICA ES DIFERENTE

Muchas personas han tratado de idear varias razones por las que África es diferente. El lector debe sacar sus propias conclusiones. Algunos dicen que los africanos son en especial sensibles al VIH y que por eso se disemina tan rápido. Esta opción se formuló a partir de una experiencia en una clínica de Londres. Por seis meses esa fue la respuesta que recorrió el mundo, hasta que los médicos hicieron una confesión pública de que habían alterado las cifras.

La siguiente respuesta fue que los africanos eran mucho más promiscuos. La gente cree lo que quiere creer. Aunque no es menos cierto que algunos patrones de conducta alientan compañeros sexuales múltiples en algunas partes de África, la diferencia no es suficiente para explicar lo que está sucediendo.

Otra sugerencia fue que se debía a los tratamientos médicos con agujas contaminadas y sangre infectada. Es fácil hacer enunciados de escritorio cuando se está a nueve mil seiscientos cincuenta y seis kilómetros de distancia. El hecho es que si eso fuera verdad, cada grupo de edad que recibe atención médica sería propenso a infectarse de sida dado que la mayoría de los infectados son hombres y mujeres jóvenes sexualmente activos.

Por último, algunos sugirieron que una infección inicial en un enfermo favorecería el asiento de otra infección. Tenemos razones muy fuertes para pensar que eso es lo que sucede. El sentido común nos indica que si uno tiene una enfermedad crónica y se infecta por el virus del sida, no está en la mejor forma posible para combatirlo. La malaria y otras enfermedades tropicales serían las responsables.

Sin embargo, la explicación más probable radica en otras enfermedades sexuales. Estas se diseminan en todo el mundo, pero las no tratadas son mucho más comunes en los países pobres donde hay menos instalaciones de atención de la salud. Además, el seguimiento de los compañeros sexuales de los infectados puede ser más difícil en países con sistemas comunitarios menos organizados. Sabemos que si una persona se infectara con gonorrea, sífilis o enfermedades similares, las pequeñas heridas causadas por los gérmenes causales se convierten en caminos fáciles para que al cuerpo llegue el virus del sida.

Una de las razones por la que el VIH se está diseminando con tanta rapidez en lugares como Mumbai en la India es que alrededor de la mitad de los adultos en esa gran ciudad tienen enfermedades de transmisión sexual (ETS) activas sin tratar.

Es fácil observar que todo lo sucedido en África central está unido a lo que en cierto grado ocurre en occidente. Un hombre sería muy insensato si regresa de una vista detallada tras ver lo que está sucediendo y dice que el sida nunca afectará a otras personas que no sean hombres homosexuales y drogadictos en Gran Bretaña. No solo insensato, sino ignorante: en el año 2001 la mayoría de las personas recién infectadas en Gran Bretaña eran heterosexuales, y la mayoría se había infectado en otros países.

¿Cómo me mantengo sin infectar?

Lo deseable es que tome una decisión si es que no la ha hecho ya, que la siguiente persona con la que tenga relaciones sexuales será con la que se comprometa para hacer el amor por el resto de la vida. Algunos dicen que la vida no es así de simple. ¿Qué tal si esa persona tuvo antes varias parejas sexuales o si las tuvo usted? ¿Qué tal si su pareja es infiel o se inyecta drogas?

El asunto de practicarse la prueba es difícil y complejo y cada persona o pareja es diferente. Donde el riesgo es significativo bien vale la pena que se hagan la prueba por el bien mutuo. Es necesario el consejo médico de un experto, de su médico o de una clínica especializada.

La otra decisión que se debe tomar, si es que no la ha hecho ya, es que nunca, nunca, bajo ninguna circunstancia, debe permitir que lo inyecten con una aguja que podría contener trazas de sangre de otra persona.

Riesgo cero

Si una persona se mantiene con estas dos condiciones tan sencillas, reducirá su riesgo a casi cero. Todo riesgo restante dependerá de si la pareja sigue corriendo riesgos, en especial si lo mantiene en secreto. También implica un riesgo pertenecer al gremio profesional médico. Sin embargo, este grupo cuenta con claras instrucciones para protegerse, al mismo tiempo que se brinda excelente atención. La regla básica es mantener la sangre y otros líquidos corporales lo más lejos posible de su piel.

El siguiente capítulo aborda algunas de las preocupaciones más comunes y problemas que tiene la gente.

CAPÍTULO TRES

AGONÍA DEL SIDA

EL PROBLEMA CON EL SIDA ES que la mayoría de las personas están demasiado atemorizadas para preguntar las cosas que en verdad necesitan respuestas.

«Mi novio dice que no lo amo porque no quiero tener relaciones sexuales con él».

Una cosa es del todo cierta: él no la ama a usted, o si la ama, no la respeta. Si la está presionando a que se le entregue sin un verdadero compromiso de su parte, al joven le interesa más obtener placer que construir una relación con usted.

«Conozco a mi novio y dice que también es virgen, así que debe ser seguro».

Un hombre le dirá cualquier cosa con tal de tener relaciones sexuales con usted, si así lo desea. El mundo está lleno de niñas y mujeres lastimadas a las que abandonaron. Aceptaron hacer el amor como una manera de detener a un hombre, sin pensar que la relación se rompería, debido a que le prometió que se iban a casar algún día. Aun así, el joven no tenía intenciones de que lo «atraparan para toda la vida».

La mujer busca un hogar, un esposo que la ame, la proteja y un buen padre para sus hijos. Sin embargo, el novio quizá lo único que busque sea pasar un buen rato, sin que lo aten, y una relación que se abandone cuando vea a otra o se aburra. Entre tanto, la joven escuchará todo lo que ha soñado escuchar: «Te amo, tú eres la única mujer para mí. Estoy comprometido contigo».

De todas formas, aun si es virgen ahora, ¿cree en realidad que nunca va a acostarse con ninguna otra chica por el resto de su vida? ¿Es en verdad así? ¿Es en realidad el tipo de joven que ya nunca va a mirar a otra chica? Si es tan astuto para lograr tener relaciones sexuales antes de cualquier compromiso en el matrimonio, lo será también para intentarlo más tarde con otra persona, incluso después de casarse con usted.

«Nos vamos a casar el año que viene. No hemos tenido relaciones sexuales. Aun así, si somos sinceros, tenemos un poco de pasado. ¿Deberíamos hacernos la prueba antes de casarnos?»

En la actualidad, este es en verdad un asunto urgente para muchas parejas, sobre todo en África donde son enormes los riesgos de casarse con alguien infectado. Muchas personas piden que les hagan la prueba por estas razones. Pienso que es una buena causa. Depende de qué tan grande fue el riesgo. El otro día vino a verme un miembro de una iglesia. El hombre se había inyectado heroína hasta unos años atrás cuando se hizo cristiano, lo cual cambió toda su vida y rompió el hábito. ¿Se debe hacer la prueba antes de seguir adelante?

Estas preguntas necesitan dirigirse en una sesión de consejería individual a cargo de un experto. No hay una norma para la respuesta adecuada. Como regla general, si es posible que usted o su pareja futura puedan haber estado en contacto con el VIH, ambos se deben hacer la prueba por amor y protección mutua. Qué terrible sería matar a alguien que se ama. Muchas iglesias en países donde el sida es un gran problema ahora se están negando a casar a la gente que no tenga antes la prueba de detección del VIH.

¿Y cuáles son los resultados? Si ambos son negativos, la noticia es maravillosa. Si uno es positivo y el otro negativo, las consecuencias del matrimonio podrían ser serias. No me refiero a que no se les debe permitir casarse. Al parecer, esto debe ser una elección personal, pero necesitan entender los riesgos. Significa el uso cuidadoso del preservativo cada vez que hagan el amor, y hallar otras maneras de expresar la intimidad y el afecto diferentes del coito completo. Esto significará (quizá) una decisión de no tener hijos dado que un bebé entrañaría un riesgo real de matar a la futura madre o al padre. Si ambos ya están infectados, no hay razón para no casarse, dado que uno no va a matar al otro por transmitirle el virus. Aun así tendrán un dilema sobre tener hijos o no, con el riesgo de tener un hijo infectado o huérfano a temprana edad.

La mejor persona con la que se puede hablar de la prueba de detección del VIH es con un consejero especialista en una clínica de enfermedades genitourinarias, donde se atienden las enfermedades de transmisión sexual (ETS). La mayor parte de los hospitales las tienen. Por lo general, no se necesita una cita y respetarán por completo la confidencialidad, tienen que hacerlo así, de otra manera nadie acudiría.

«¿Qué tan infeccioso es el VIH?»

El VIH es mucho menos infeccioso que, por ejemplo, el virus de la hepatitis B. Supongamos que hay un accidente mientras un médico está tomando una muestra de sangre de alguien con VIH y se pincha con la aguja. Sabemos por muchos casos similares que no es usual la infección como resultado de un incidente así, el riesgo es de uno en doscientos o más. Por lo tanto, un médico necesitaría tener un promedio de unos doscientos accidentes como ese antes de infectarse, dado que la cantidad de VIH que se necesita es en realidad alta para contraer una infección. Sin embargo, con el virus de la hepatitis B, un médico solo necesita tener un promedio de cinco accidentes para infectarse.

Ahora bien, en el caso de que el riesgo sea solo de uno en doscientos aun cuando se pincha con una aguja médica, se puede ver que, digamos, una salpicadura de sangre sobre su mano entraña un riesgo muy pequeño. La piel intacta, por lo general, es una extraordinaria barrera contra el VIH. Con todo, un poco de sangre en el ojo puede ser peligroso. Así es la inyección de drogas como la heroína con equipo compartido, donde la sangre de la persona anterior se mezcla con la de la siguiente.

En las relaciones sexuales normales entre un hombre y una mujer, el riesgo de infección es cerca de uno en doscientos en un solo episodio de relación sin protección con una pareja infectada, pero sin síntomas. Aunque, si uno de los dos tiene una enfermedad sexual sin tratar como chancro o gonorrea, y la persona no se da cuenta, ni su pareja, el riesgo de transmisión sería de diez a veinte veces más alto. Esto también es cierto si la persona está enferma de sida.

Luego entonces, el VIH es mucho menos infeccioso de lo que piensa la mayoría. Si ese es el caso, ¿por qué se disemina tan rápido en muchos lugares? La razón es que aunque el riesgo de un acto individual puede ser del todo bajo, cuando el mismo acto se repite una y otra vez, o donde muchos millones de personas participan, el riesgo que se corre es incalculable y el virus tiene un gran número de posibilidades de cruzar de una persona a otra.

«Estoy confundida porque muchas personas dicen que ciertas cosas pueden dar sida y otras dicen que no».

Es muy confuso para la gente, y la mayoría de las personas casi siempre le teme más a las historias que a cualquier otra cosa.

¿Me puede dar sida por una taza, por besar, nadar, mosquitos o algo más?

Antes de responder a estas preguntas en detalle, necesitamos mirar el tipo de peligros en que nos colocamos cada día.

Cada vez que uno viaja en auto o en un autobús puede morir en un choque, y en el autobús contagiarse de influenza. Lo podría morder un perro o lo podrían asaltar camino a casa viniendo del trabajo. El mundo puede ser un lugar peligroso, pero hay que tomar las cosas en su justa dimensión o estaría siempre preocupado de que se va a infectar. Algunas personas se sienten agobiadas por estas cosas a tal grado que ya no pueden salir de casa. Necesitan ayuda de un experto. Otros se ríen de ellas: «Sin duda, la gente se da cuenta de que el riesgo de que algo horrible suceda es increíblemente pequeño».

Cuando se trata del sida, aun los más sensibles podemos comenzar a comportarnos de una manera extraña. Un hombre adulto, por ejemplo, deja un paquete en la lluvia en la puerta de la casa porque tiene miedo de hablar con los de adentro. Una trabajadora comunitaria tiene miedo de tomar de su taza de té. En la iglesia, la gente se aleja de los servicios de la comunión porque temen tomar de la copa común, aunque sea seguro. En una conferencia muy pocos quieren estrechar la mano de un orador visitante.

Hace algunos años el equipo de atención de la comunidad ACET, con el que trabajé, necesitaba con urgencia hallar oficinas mayores. Tras mucho buscar, encontramos algo casi ideal, pero los propietarios tenían miedo de que se contaminaran las tazas de baño y se negaron a dejarnos mudar.

El problema es que si bien le dije que en muchas de estas cosas no hay riesgo en absoluto, es probable que no me crea. Si le dijera que habría en sí un riesgo, es probable que se pase el resto de la vida preocupada. No me interesa alarmarla ni confortarla.

Quiero que conozca los hechos para que tome sus decisiones. Así que veamos unos ejemplos:

«Leí en un artículo que un experto dijo que se puede contraer sida por una comida. ¿Es verdad esto o no?»

¡No! Supongo en teoría que si un mesero infectado se cortara el dedo con un cuchillo afilado, y mantuviera el dedo goteando sangre fresca sobre su comida, y luego se la pone delante a usted, mientras come su primer bocado, se muerde la lengua de modo que la sangre del mesero entra a través de la herida de su boca, es posible que habría la más baja probabilidad de infectarse. No obstante, es tan irreal como decir que nunca va a viajar para no tener un accidente de auto.

«Dicen que no se puede contraer sida por un beso, pero yo oí que el virus estaba en la saliva y alguien se infectó por una mordida».

Ambas partes están en lo cierto. El virus que causa el sida se puede hallar en cualquier líquido corporal de alguien infectado. No siempre está ahí y a veces solo está en muy pequeñas cantidades. Si está presente en la saliva, ¿por qué no se infecta la gente por besarse?

La respuesta verdadera es que no lo sabemos, pero esto es lo que pensamos: primero, parece que hay ciertas cosas en la saliva que atacan al virus. Segundo, el virus con frecuencia solo está presente en muy pequeñas cantidades. Tercero, aun si el virus de alguien infectado entra a su boca, se destruye a menos que logre llegar enseguida a la circulación sanguínea. En pocos segundos una cascada de saliva fluirá en la boca como un enorme torrente en un lago enorme de letal ácido quemante (su estómago), donde el virus se destruirá de inmediato y roto en miles de fragmentos para digerirlo. Si sobrevive en una forma dañada sin romperse por completo, en unas cuantas horas lo expulsará por el otro extremo del aparato digestivo, por el intestino, directo al inodoro.

La única forma en que el virus pudiera infectar a través de la boca es si hubiera una herida, una úlcera o encías sangrantes. Los médicos han estado observando cada caso de infección conocido para rastrear cómo sucedió, hasta ahora en todos los casos, en todo el mundo, no tenemos, hasta donde yo sé, alguien que se haya contagiado por un beso.

Sin embargo, es posible que una mordida humana de alguien infectado logre infectar a otra persona. Puedo pensar en dos casos donde sucedió esto. En el primero, un niño que se piensa lo mordió su hermano, y en el segundo, una niña que mordió a su hermana. Es fácil comprender por qué el beso es diferente. Después de todo, los dientes rompen la piel, inyectan una pequeña cantidad de saliva, tan eficaz como una mordida de serpiente.

«¿Debo dejar de besar a mi novio?»

¡Claro que no! Aunque, es verdad, si soy bien sincero, que si fuera joven y soltero y descubro que una chica con la que salía estaba infectada, ¡tal vez no quiera darle un largo beso francés!

«¿Los bebés se pueden contagiar con la leche de su madre?»

Sí. El VIH puede infectar a un bebé porque el revestimiento de su boca y estómago es tan delgado que el virus logra atravesarlo. Sería más seguro si una madre infectada no le diera pecho a su hijo. Sin embargo, todo depende. El niño está más seguro con la leche de su madre que con la leche en polvo en recipientes no estériles, la leche preparada con agua sin hervir puede matar a los bebés de vómito y diarrea.

«¿Se puede contraer sida por sentarse en la taza del baño?»

¡NO!

«Usted dice que el virus no puede cruzar la piel a menos que haya una herida. Si eso es verdad, ¿cómo se pasa de una mujer a un hombre o viceversa?»

Esta es otra esfera donde, si soy sincero, tengo que decir que no lo sabemos en realidad. La piel del pene de un hombre, y del interior de una mujer, es sin duda sensible, delgada y delicada. Al parecer, muchas grietas del todo indoloras, inocuas y diminutas aparecen en la piel de la pareja cuando hace el amor. Por estas grietas es que entra el virus. Como hemos visto, otras enfermedades sexuales hacen que la piel sangre con mayor facilidad.

«¿Puede Dios sanar a alguien con sida?»

Sí. Dios es Dios y puede hacer lo que quiera. Es el dador de la vida y el Gran Sanador. Puede sanar a alguien con sida como con cáncer o de algo más. Nadie entiende por qué Dios decide sanar a uno y no a otro. Sana a muchos menos de los que le pedimos en oración que sane. He escuchado muchos informes de personas que sanaron, ya sea infectadas con el VIH o con el sida manifiesto, casi siempre en los países más pobres donde al parecer la experiencia de lo sobrenatural con frecuencia está más desarrollada, pero nadie que yo conozca en persona se ha sanado. Sin embargo, un número incontable de personas con VIH han informado una mejoría en su salud general y bienestar después de orar aunque les sigue dando el resultado de VIH positivo.

Es fácil orar pidiendo salud con temor más que con fe. En ocasiones oramos pidiendo salud porque tenemos el falso concepto de que es malo que alguien se muera. Sin embargo, la Biblia nos enseña que para el creyente la muerte no es el final. No hay desastre alguno en la muerte de un seguidor de Jesús, sino solo la esperanza de la vida eterna. El apóstol Pablo dijo que para él vivir es Cristo y morir es ganancia. De modo que cuando oramos por sanidad también oramos que se haga la voluntad de Dios. A Pablo no le sanó el aguijón en su carne. Timoteo tenía problemas digestivos. Y al mismo Jesús su Padre permitió que lo crucificaran por nuestro bien al igual que Dios permitió el martirio de las personas por el bien del evangelio hoy.

«Si el virus sale por la orina, ¿se van a contaminar nuestros ríos y abastecimiento de agua?»

El peligro radica en los gérmenes que viven en el alcantarillado y causan diarrea, no en el VIH.

«He escuchado que los mosquitos han diseminado el sida en África. ¿Es verdad esto y yo podría contraer sida por una picadura en este país?»

A millones de personas en todo el mundo les preocupa este asunto y cuando estoy en África es una de las preguntas más comunes. Estamos seguros de que la respuesta es «no» en África y «no» en cualquier otra parte. Si el sida se diseminara por esta vía, las áreas de África peor afectadas por la malaria estarían igual de afectadas por el sida, dado que un mosquito es el vector de la malaria.

Asimismo, los diferentes grupos de edad estarían desarrollando sida. Después de todo, a las personas de todas las edades les pican los mosquitos. Es más, solo los niños pequeños que se contagian de su madre y las personas sexualmente activas, sobre todo, se han afectado por el sida. Así que estamos seguros que los mosquitos no son la causa. Quizá exista una pequeña relación entre el sida y la malaria, pero eso se debe a que si ya tiene una enfermedad, una enfermedad agrava el cuadro de la otra.

El único insecto que pensamos que podría quizá transmitir el VIH es la chinche de las camas debido a que cuando está grande y gorda puede contener mucha sangre e inyectarla en la siguiente víctima. Sin embargo, ¡la cantidad de sangre es tan pequeña que alguien ha calculado que tendría que morder quince mil veces a alguien para infectarlo!

«¿Puedo contagiarme de la navaja de un barbero cuando me está rasurando?»

La navaja de un barbero puede transmitir el VIH si se mancha con la sangre de una persona infectada y con la misma navaja corta a otra. No se puede desinfectar la navaja con solo lavarla. Se tiene que usar cloro u otros desinfectantes fuertes o calor a muy altas temperaturas.

«¿Qué tan precisa es la prueba de detección del VIH?»

Hay muchos métodos diferentes de detección, casi todos son indirectos, es decir, buscan anticuerpos que se forman como una reacción al virus. Pueden transcurrir hasta seis meses para que se desarrollen anticuerpos después que alguien se ha infectado. Por lo tanto, en algunos casos, alguien que corre un riesgo en enero puede seguir dando resultado negativo hasta julio aunque sean infecciosos. En la mayor parte de los casos, los sistemas de pruebas más avanzados detectan la infección más o menos a las seis semanas del contagio, algunas veces antes. En ocasiones el resultado de la prueba puede estar equivocado, y esto sucede con mayor frecuencia con los equipos de pruebas instantáneas. El proceso de prueba puede ser complejo, y los resultados suelen ser difíciles de interpretar, y a veces se pueden confundir con otra enfermedad. Es por eso que a los médicos de muchos países les gusta hacer dos pruebas, solo para estar seguros, dejando pasar unas semanas antes de repetirla, usando dos métodos diferentes. Hay varios tipos de pruebas directas para el virus, pero son muy caras y difíciles de practicar.

«Mi bebé dio resultado positivo para el VIH, ¿está infectado?»

En primer lugar, cualquier prueba puede ser imprecisa en un número bajo de casos, por lo cual los médicos casi siempre prefieren repetirla solo para estar seguros. En segundo lugar, cuando un bebé nace, la prueba no resulta como es debido. La prueba que usamos es para anticuerpos, que son la reacción del cuerpo al VIH. Un bebé recién nacido es portador de los anticuerpos de la madre, así que los bebés de todas las mujeres infectadas van a dar resultado positivo, por la madre, estén o no infectados en realidad. Es recomendable esperar a que desaparezcan los anticuerpos de la madre para que el bebé tenga tiempo de producir los propios. Cerca de un año después de nacer el bebé se le puede hacer de nuevo la prueba. En la mayoría de los casos va a dar resultado negativo, y si a la madre la trataron con fármacos en contra del VIH durante el embarazo, el riesgo de una prueba positiva un año después del nacimiento es incluso menor.

En noventa por ciento de los casos el bebé no está infectado antes de que inicie el trabajo de parto. La mayor proporción de la infección que se transmite de la madre al hijo ocurre durante el parto. Mientras más enferma esté la madre durante el embarazo, más altas serán sus concentraciones de virus en la sangre y más altas las probabilidades de que se infecte el bebé. Sin tratamiento, cerca de uno de cada cuatro bebés se infecta después de nacer, pero esto puede ser tan bajo como de ocho en cien casos cuando se le administran a la madre los fármacos, como la AZT (zidovudina) o los inhibidores de la proteasa de VIH, a partir de las catorce semanas de gestación hasta el nacimiento y al bebé durante seis semanas después. Cuando se usan los fármacos y el bebé nace por cesárea, los índices se reducen a un bebé infectado en cincuenta nacimientos.

«He escuchado a algunos decir que el VIH no causa el sida».

En un mundo libre de seis mil millones de personas siempre se hallará un pequeño número con ideas muy extrañas sobre un asunto y el sida no es diferente. A pesar de la profunda investigación científica realizada durante veinte años, hay un grupo muy pequeño de médicos, científicos y periodistas que dicen cosas como: «No hay prueba de que el VIH cause el sida». Este es un comentario muy insensato y peligroso. Obtienen publicidad porque a los medios les gusta la gente con puntos de vista extremos, hacen noticia. El problema es que no comprenden la ciencia médica. Vea usted, tampoco hay una «prueba» en la forma que ellos quieren, de que fumar cause cáncer de pulmón, aunque la evidencia sea lo bastante fuerte como para probarlo ante un tribunal. Repito, no se puede probar que el tabaquismo cause cáncer. Sin embargo, casi todo el mundo cree que esto es un hecho, como lo creo yo, basado en la investigación. Por ejemplo, vemos que el alquitrán del tabaco causa cambios cancerosos en células de laboratorio. Vemos que los fumadores son más propensos a enfermar de cáncer de pulmón que los no fumadores. Sin embargo, no puedo probar que la razón de que una persona en particular se esté muriendo de cáncer pulmonar sea porque haya fumado. El hábito mismo de fumar no mata: son los efectos de fumar sobre los tejidos del cuerpo los que crean enfermedades que llevan a la muerte.

El argumento del tabaquismo también se ajusta al VIH. Vemos los efectos del VIH sobre las células en el laboratorio, matando a los glóbulos blancos. Sabemos por qué las personas contraen enfermedades como la tuberculosis: es porque las células de defensa están dañadas. La gente no «muere» por el VIH como la gente tampoco «muere» por fumar. Mueren por lo que sucede cuando el VIH daña las células en el cuerpo. A decir verdad, la causa más común de la muerte relacionada con el VIH es la tuberculosis, pero no puedo probar que alguien esté muriendo de tuberculosis porque también tiene VIH. Algunas personas mueren de tuberculosis de cualquier manera y el VIH quizá no sea la razón en una persona en particular aun si está infectada. No obstante, sabemos que la gente con VIH tiene una limitada esperanza de vida en comparación con los no infectados, y se puede prever el margen de problemas que tendrá. A donde vaya el VIH, casi siempre le sigue la tuberculosis, en una forma difícil de tratar y con frecuencia causa una rápida muerte.

Hasta un niño pequeño comprende que un hombre que recibe la transfusión de una bolsa de medio litro de sangre infectada se enferme unos años después. El hombre dio resultado positivo para el VIH, como su esposa y su hijo pequeño. Todos enfermaron y murieron. Otro hombre recibió el mismo volumen de sangre no infectada y está bien veinte años después. Él, su esposa y su hijo dieron resultado negativo a la prueba y siguen bien, sin desarrollar las enfermedades clásicas asociadas con el sida.

Este es mi desafío para las personas que dicen que el VIH no causa el sida: si están tan seguras, vayan e inyéctense sangre de alguien con VIH. Nadie lo hace porque en el fondo prevalece la preocupación. Incluso, estos sujetos se ven muy contentos al alentar a la gente a que pase por alto los mensajes de salud, poniendo en riesgo su vida, y como resultado aun más podrían morir. Creo que esto es insensato.

En África algunas de estas sesiones de preguntas y respuestas abiertas duran varias horas con cientos de personas. Al final, lo que digo es esto: por el momento la gente está aterrada por todas las formas en que se puede infectar sin tener relaciones sexuales. No quiero que la gente esté menos aterrada por contraer el sida. Solo quiero que se aterren de las cosas que deben en realidad aterrarse y no que teman las cosas que son seguras de verdad. Quiero que la gente le tema al riesgo de acostarse con cualquier persona, riesgo que corren en el momento de poner un pie dentro del hogar de alguien con sida.

Casi todas las preguntas que me hacen las personas preocupadas son sobre estos mismos aspectos de contagio no sexual. Espero haber mostrado que la gran mayoría de estos riesgos son muy, pero muy pequeños, y no hace falta alterar lo que uno está

Capítulo cuatro

No hay a donde ir

Peor que el cáncer

Es muy lamentable recibir la noticia a los veintitrés años de edad que uno tiene cáncer y que quizá vaya a morir, pero cuando la enfermedad es sida el panorama parece mucho peor.

Imagine que va al médico porque se ha estado sintiendo muy decaído y cansado por las últimas semanas. Él lo envía a una clínica donde le hacen una o dos pruebas. Antes de saber lo que está sucediendo, lo ingresan enseguida. Le practican algunas pruebas más y todo el mundo corre de un lado a otro muy preocupado.

Entonces el médico viene y le dice que está enfermo de gravedad y que necesitará una cirugía mayor mañana. El médico agrega que estará ingresado al menos por una semana. Dos días después, otro médico viene a verlo. Este médico le dice que tiene una forma muy extraña de cáncer. Está muy avanzado y el pronóstico es desalentador.

Todo su mundo se derrumba en un instante: se destruyen todas sus esperanzas y sueños sobre el futuro. En realidad, no puede ser cierto. Es difícil aceptarlo: sus planes de estudio, trabajo, casa propia, tal vez casarse y tener hijos y vivir hasta una edad avanzada, se han destrozado.

Sus padres sienten preocupación y dolor. ¿Qué tipo de mundo es este donde los hijos mueren antes que los padres? Es como si se hubiera invertido el orden de la naturaleza.

Sentimientos suicidas

Sin embargo, el sida puede parecer peor que esto. A veces pregunto en clase en la escuela qué harían si fueran a donar sangre y a los pocos días les llegara una carta diciendo que se volvieran a presentar. Y, al regresar, un hombre les informara que dio resultado positivo para VIH.

Muchas personas me dicen que se suicidarían. No lograrían enfrentar el pensamiento de que todo el mundo se esté preguntando cómo lo contrajo. ¿Cómo se lo dirían a su papá? ¿Le podrían decir sobre su consumo de drogas, o de que estuvo con muchas mujeres, o que era homosexual y tenía relaciones sexuales con muchos otros chicos y hombres?

Así es, muchas personas tienen deseos de cometer suicidio y algunas se matan tras descubrir que tienen sida o una infección temprana, por lo cual se necesita atención y apoyo tras decirle a alguien el diagnóstico. Un amigo mío que es médico recibió una fuerte impresión un día que se levantó por la mañana y halló que alguien había estacionado su auto al fondo del jardín y se suicidó respirando las emisiones del tubo de escape. Este hombre se había dado de alta a pesar del consejo del personal de atención de sida unas cuantas horas antes. No podía enfrentar el pensamiento de la vida con sida.

Lo echan fuera

Recuerdo una ocasión en que cenamos con una pareja. Surgió el tema del sida, como sucede con frecuencia, luego la conversación se desvío hacia la homosexualidad y las diferentes maneras en que la gente se desarrolla cuando crece. Me sentí impresionado cuando la esposa comentó que si su hijo de cinco años de edad desarrollara signos de ser un homosexual en la adolescencia, se mantuviera célibe o no, lo echaría de la casa y perdería toda relación con él. Por eso, no es de sorprender que muchas personas con sida se cuidan mucho de a quién se lo dicen. En la mente de la mayoría de las personas, admitir tener sida es lo mismo que admitir que se tiene un carácter libertino con bajas normas morales, aunque hemos visto que, con frecuencia, esto es del todo falso.

Es más, muchas mujeres infectadas con el VIH en algunos países africanos han sido vírgenes antes del matrimonio y fieles desde entonces, pero se infectaron porque su pareja no se conservó de la misma manera.

LA RECOGIDA DEL CADÁVER

Un día fui a una sala de sida y me sentí muy inquieto al ver un angustiado joven que sin duda estaba a punto de morir y que agonizaba solo. Pregunté dónde estaba su familia y si ya se habían comunicado con ella. La respuesta fue que el hombre no se había atrevido a decirles lo que estaba sucediendo y no quería que nadie más lo hiciera. El joven se deterioraba con mucha rapidez. Es probable que en la mañana la gente del servicio se pusiera en contacto la madre a muchos kilómetros de distancia, para que viniera a recoger el cadáver de su hijo que pensaba que estaba en buenas condiciones físicas.

Cuando la madre llegó, a duras penas logró reconocer a su hijo. Su cuerpo era un esqueleto en comparación a la manera en que estaba meses atrás. Su cara estaba hundida, demacrada y su piel cubierta con una erupción muy agresiva. Su cuerpo estaba cubierto de las costras por la larga batalla contra varias infecciones. El hombre había pedido que el certificado de defunción dijera «neumonía» porque quería evitarle el dolor a su madre. Si ella tenía que saber la verdad, ¿quién sería capaz de decírsela?

LA VIDA EN CASA

A veces el enojo es tan cruel que afecta a los encargados de cuidar a los enfermos. A una buena amiga mía su padre le dijo que la iban a excluir de la familia. A partir de ese momento sería como si no existiera. Su mayor delito fue enamorarse de un hombre que años antes se había infectado y ahora estaba enfermo. Por muchos meses ella lo atendió y después que él murió, el delito final fue decidir seguir atendiendo a personas con sida.

Una enfermera comunitaria que trabaja para ACET en Londres había tenido un largo día. Esa noche, en la cama con su esposo, comenzó a contarle sobre alguien con sida que había estado muy enfermo y perturbado en casa, y que ella había pasado algún tiempo con él. «Fuera de esta cama», gritó el hombre. «Y no regreses aquí hasta que dejes de ir ahí», añadió.

No creo que haya un país en algún lugar del mundo donde la gente con VIH no experimente rechazo, hostilidad, prejuicio y temor.

Ahora es fácil empezar a entender por qué un maestro de una escuela para niños pequeños se sentía mal de estar en una sala para personas con sida. Tener sida era la última de sus preocupaciones, tampoco tenía miedo de morir. El hombre estaba aterrado de que alguien de la escuela lo viera y la información de que algo andaba mal con él llegara a sus padres o a los directores del personal. Toda su reputación y su carrera se harían añicos.

Asimismo se puede entender a un párroco con un temor constante de que sus propios parroquianos que trabajan en el hospital lleguen a la sala y lo reconozcan. Un número cada vez mayor de líderes de iglesias se está enfermando de sida. Es de esperarse. Si muchas personas están encontrando la fe en Cristo, y si el VIH sobrevive a la conversión a menos que haya un milagro, vamos a hallar muchos en la iglesia que más tarde van a enfermar aunque sean cristianos de muchos años y célibes o fieles tras hallar la fe.

El despido

A menudo la gente pierde su trabajo cuando el jefe descubre su enfermedad.

A diversas compañías se les preguntó qué harían si emplearan a alguien enfermo. Muchos dijeron que despedirían a la persona de inmediato. Otros que alentarían a la persona a que se fuera. De cualquier manera, estaba claro que en el futuro mucha gente con sida en algunos países se va a ver sin trabajo, aunque estén en buenas condiciones para trabajar la mayor parte del tiempo.

No son solo los negocios los que son severos. A un vendedor se le pidió el otro día que hiciera su maleta de mercancía y se fuera: «No queremos ese tipo de cosa aquí».

Destrozado y en agonía

Cada día crece la cifra de personas con dificultades financieras debido al sida. Con frecuencia sucede que un casero hace objeciones si descubre que uno de sus inquilinos tiene sida. Tal vez tenga miedo de que el resto se vaya cuando se entere, o quizá exprese sentimientos rudos como los que hemos visto. De cualquier manera, es muy común que alguien que sale del hospital después que le han dicho que tiene sida halle sus cosas afuera y las cerraduras cambiadas.

A veces la culpa es de la persona con la que han estado viviendo. Sé de alguien que halló que su ex amante había cambiado las cerraduras, otro caso donde el ex amante había limpiado la casa y no había dejado nada, ni una silla, ni una lámpara, ni una cama donde dormir. Pudimos comprarle enseguida una cama nueva a este hombre, pero toma tiempo volver a poner una casa completa.

LOS QUE VAGAN POR LAS CALLES

El número de personas desamparadas en la calle o destituidas debido al sida crece cada semana y se está convirtiendo en un grave problema en algunos países.

¿EN QUIÉN PUEDO CONFIAR?

Por todo lo expuesto, se puede ver que las personas con sida tienen más cosas que enfrentar que alguien con cáncer, así como la tragedia adicional de tener una enfermedad terminal siendo tan joven. Hablo como médico con experiencia en ambos padecimientos. Aun así, la peor cosa con mucho es la respuesta de la gente que les rodea. ¿La próxima persona que conozca sentirá conmiseración por mí (lo que detesto) o querrá verme muerto y decirme que todo fue mi culpa? ¿Quién es mi amigo y quién es mi enemigo? Si le cuento a mi amigo sobre mi enfermedad, ¿guardará el secreto o cuántos días transcurrirán hasta que mi amigo se lo diga a otra persona?

No se admire si el suicidio se ve como una mejor opción. La conmoción acumulada, el dolor y la angustia de perder muchos parientes y amigos quizá signifiquen que la gente se quede sin energía ni recursos internos.

Capítulo cinco

¿Qué piensa?

1. ¿De quién es la culpa?

Ahora quiero abordar la relación sexual y el sida, y lo que la gente piensa de estos asuntos. Todos quieren apuntar con el dedo. Empiezan discutiendo tal vez sobre el origen del sida. La verdadera respuesta es que nadie lo sabe, aunque se tiene la certeza de que el VIH ha estado en varias partes del mundo desde más o menos 1960, igual que los virus en los animales, y es probable que estuviera presente de alguna forma por siglos. Debido a que muchos científicos piensan que quizá se originara en los animales en África, las personas de inmediato piensan que de algún modo África es culpable. Esta es una insensatez. Muestren lo que muestren los hechos en el futuro, la enfermedad tuvo que haber empezado en algún lugar, y no se debe culpar al sitio de donde vino.

«Deberían saberlo mejor»

La otra gran esfera que la gente señala son ciertos grupos o individuos infectados. Algunas personas dicen que es su culpa. Dependiendo de qué tan lejos lleven su juicio, dan la impresión de que piensan que alguien con cierto estilo de vida merece una sentencia automática de muerte.

Otros dicen que los infectados deberían saberlo mejor, pero desconocen que muchos de los que mueren ahora, sobre todo en los países más pobres, estaban infectados aun antes de que se hubiera siquiera escuchado del sida y mucho menos de cómo se contagia.

Algunas personas opinan que alguien, digamos, con un estilo de vida homosexual o de adicción a las drogas debe darse cuenta de que es malo y deben esperar las consecuencias. Esta actitud puede hacer sentir a los infectados aun más culpables y culparse ellos mismos. Asimismo, se pueden sentir muy culpables de haber contagiado a alguien sin darse cuenta.

Apuntar con el dedo es una salida fácil

Dado que muchas enfermedades se deben al estilo de vida, cabe la pregunta: ¿debemos sentir compasión por un hombre que ha fumado cincuenta cigarrillos al día durante los últimos cuarenta años y ahora tiene una terrible falta de aire o cáncer de pulmón? ¿Y por una joven que se cae y se fractura la pierna en una fiesta por haber estado bebiendo demasiado?

Al final, es más fácil culpar a los enfermos y no tener nada que ver con ellos. Es una forma pulcra de hacer que el problema sea ajeno. Así, no debe sentirse culpable por no intervenir debido a que en su mente ya culpó a otro. Es la misma mentalidad de quien dice que no se ayude a los hambrientos porque todo es por su culpa, por tener familias tan extensas (aunque sea absurdo porque el mundo tiene la capacidad de producir comida más que suficiente para varios miles de millones de personas).

Iglesias duras

Debido a que he sido líder de la iglesia y he cuidado a muchos pacientes con sida, con frecuencia me preguntan qué opino del sida como cristiano. La gente tiene opiniones diversas. Algunos aseguran que el sida es el juicio de Dios sobre los homosexuales y los heterosexuales con múltiples parejas. Algunos líderes han expresado que los cristianos no deben tener nada que ver con el sida, mientras que otros opinan que los cristianos deben responder de alguna manera. Muchas opiniones, ¿pero qué debemos pensar de todo esto?

Un punto de vista personal

El sida no es la ira de Dios y nunca lo ha sido. Si fuera el juicio de Dios para la gente con múltiples parejas, ¿por qué se afectan los hombres homosexuales y heterosexuales mientras que las lesbianas nunca? Las lesbianas (mujeres homosexuales) son el único grupo de nuestra sociedad, además de monjes y monjas, en quienes el sida es casi desconocido. Es muy difícil que una lesbiana pase la infección a otra mujer con la que ha tenido relaciones. El juicio de Dios sería notablemente selectivo si tomáramos esta posición. Significaría que Dios repudia las relaciones sexuales entre dos hombres, entre un hombre y una mujer fuera del matrimonio, pero no le importa mucho la relación sexual entre dos mujeres. Sin duda, es absurdo. Como dijo un amigo mío: «Si fuera un tiro del arma de la ira de Dios para acabar con los estilos de vida homosexual y heterosexual extramarital, ¡tiene muy mala puntería!». ¿Y qué me dice de las decenas de miles de niños pequeños infectados en África como resultado de tratamientos médicos? ¿La ira de Dios sobre los enfermos y contra los que necesitan atención médica?

Nada nuevo

Las personas experimentan muchas emociones sobre el sida. Piensan que es nuevo por completo y tan extraño como un rayo del cielo. Necesitan hablar con alguien mayor con recuerdos más antiguos y leer libros de historia. Como hemos visto, el sida es solo otra enfermedad en una larga serie que se contrae por contagio sexual. Estas condiciones han prevalecido por siglos, y el sida bien pudo haber estado presente en alguna forma por cientos de años.

¿Era la sífilis la ira de Dios? Se extendió como peste hace varios cientos de años. No había cura. Con los años, causaba esterilidad y todo tipo de padecimientos extraños. Atacaba al corazón, vasos sanguíneos, riñones, hígado y, por último, corrompía el cerebro. Las fases sifilíticas finales se llamaban «la parálisis del demente». Una manera nada agradable de morir.

Cuando se descubrió la penicilina, ¿de repente Dios decidió que no le importaba e iba a permitir que la enfermedad se detuviera? Si el sida fuera el juicio de Dios, la sífilis también lo sería.

La Biblia dice que podemos disfrutar de muchas cosas, pero demasiado nos puede hacer mal. Por eso emborracharse se describe como algo malo. Entonces, ¿toda la gente que muere por el consumo excesivo de alcohol, de insuficiencia hepática, es solo una enfermedad más de la ira de Dios?

Como médico, sé que el sida es solo una enfermedad causada por un virus, común en los animales, que con certeza ha estado presente por mucho tiempo. La relación sexual es una forma fácil de viajar un germen perezoso, y a un gran número de gérmenes les conviene meterse de esta forma. Cuando tengamos una cura para el sida, sin duda aparecerá toda una serie de gérmenes nuevos diseminados por la relación sexual.

Por lo tanto, no cabe duda que el sida no es la plaga «gay», y no pienso que lo enviara un ángel en forma de rayo de parte de Dios para estremecernos a todos.

2. Causa y efecto

El sentido común muestra que uno obtiene de la vida lo que deposita, o como dice la Biblia: «Cada uno cosecha lo que siembra».

Este es mi punto de vista personal como un cristiano que toma en serio lo que dice la Biblia. No pido que el lector esté de acuerdo ni que le agrade lo que expreso, pero pienso que es un punto de vista con sentido común.

Cualquier médico sabe que la mayoría de las enfermedades se pudieran evitar o reducir si la gente viviera diferente. Las cardiopatías se han hecho menos comunes en algunos países porque las personas se preocupan más por su salud, ahora cuidan más su peso y hacen ejercicio. El tabaquismo también va en descenso en algunas naciones; puesto que también la nicotina es una de las drogas más adictivas conocidas por la ciencia. El fumador recibe una inyección de nicotina cada vez que consume un cigarrillo e inhala el humo oleoso. El hábito de fumar mata alrededor de ciento veinte mil personas al año nada más en Gran Bretaña.

La educación para la salud en toda su extensión está demostrando la causa y el efecto: Si uno fuma, daña sus pulmones. Si maneja fuera por completo de su juicio, es muy probable que se salga de la carretera y mate a alguien. Si consume alcohol en exceso, tendrá una resaca. Si se inyecta usando una jeringa con sangre ajena, le puede dar hepatitis o sida.

La causa y el efecto es una de las lecciones más importantes que podemos enseñar a nuestros hijos. Mi hija se atrapó el pulgar en una puerta y la tuvimos que llevar al hospital. Tenía el dedo muy lastimado, pero ahora ya está bien. Aprendió que no debe poner los dedos en la ranura de la puerta porque se puede cerrar y lastimarse. Si no lo aprende, estará en un gran peligro.

Dado que amo a mi hija, voy a tratar de librarla del dolor de tener que aprender de la forma difícil. Si salta encima de la litera de su hermana, le digo que se baje porque temo que un día pierda el equilibrio y se caiga. Es probable que no lo haga una vez que se caiga, pero preferiría, para empezar, que no se caiga.

Cuando usted era chico sus padres tal vez le dijeron cientos de veces que se alejara de algo o que lo dejara. La mayor parte de las ocasiones su seguridad estaba en peligro. Su madre le explicó, por ejemplo, que un horno es muy caliente y si lo tocaba se iba a quemar.

Nadie es muy bueno para escuchar al principio. Casi siempre hay que esperar una o dos situaciones a punto de ser desastres: «Te lo dije. Fuiste desobediente. Ahora cuando te lo diga la próxima vez, debes hacer exactamente lo que digo». Y entonces aprendemos.

IDEAS EXTRAÑAS

Algunas veces la gente tiene ideas en verdad extrañas acerca de Dios. Lo conciben como un gran tirano, un bravucón o una figura distante con la cual no se pueden relacionar. La Biblia dice que Dios es un Padre amoroso, un millón de veces mejor que su padre humano. Como nos ama, nos cuida como sus hijos. Cada persona le importa como si fuera la única en todo el mundo.

Como le importamos tanto, Dios quiere ayudarnos y protegernos de nuestros errores. Sin embargo, nos respeta como individuos y nunca dominará nuestra vida. Dios está ahí siempre listo y esperando para ayudar, pero uno se lo debe pedir. Nunca se impondrá, tampoco se irá. Puede darles las espaldas por años, pero Dios siempre está allí listo y esperando con los brazos abiertos. No hay nada que aleje el amor de Dios, a pesar de que uno se aleje con consecuencias aquí y en la otra vida.

A menudo recuerdo la historia de Jesús sobre el hijo pródigo, quien se alejó de su padre para ir a una ciudad y hacer su voluntad. Se dio cuenta de que vivir por su cuenta era terrible. Tuvo muchas dificultades. Se gastó todo su dinero tratando de llevar una buena vida y se encontró trabajando por una miseria para poder comer. El joven seguía preguntándose si su padre lo aceptaría otra vez.

Después de un tiempo estaba tan cansado que consideró que aun si su papá no lo aceptara de nuevo como miembro de la familia, prefería ir a casa en cualquier término, incluso como siervo. Cuando estaba llegando al hogar se puso nervioso, pero su papá lo vio venir a lo lejos y corrió a su encuentro. El hijo se sintió avergonzado y ni siquiera levantó la mirada, pero su padre lo abrazó y lo llevó dentro de la casa, canceló todos sus asuntos y dio una gran fiesta de bienvenida, con el disgusto de cierto miembro de la familia. Jesús contó esa historia para mostrarnos que el amor de Dios nunca se enfría ni se disipa solo porque nos alejemos demasiado de Él.

Para mí la Biblia contiene una brillante guía para el sano vivir. A menudo la vemos como si estuviera llena de mandatos negativos. Mis hijos pueden verme también como muy negativo si no se dan cuenta que lo que les digo es en verdad para su bienestar y felicidad. Un padre extraño sería el que siempre les permitiera a sus hijos que pusieran sus vidas en riesgo sin hacer algo al respecto. Y sería un Dios extraño el que hiciera un mundo lleno de gente y la dejara a la deriva, sin darle ningún tipo de ayuda y consejo cuando lo buscan.

CÓMO ARRUINAR SU VIDA

Dios quiere que aprenda a evitar el dolor de sus errores y a llevar una vida feliz, plena y satisfactoria. La Biblia está llena de ejemplos de causa y efecto. Es más, se podría decir que es una de las principales enseñanzas de la Biblia.

En esencia, la Biblia dice que si uno quiere arruinar su vida, una buena manera de hacerlo es rompiendo sus relaciones con la gente, no con cualquier gente, sino con las personas más allegadas, sus amigos, su cónyuge o su familia.

Y si quiere que sus vínculos cercanos y familiares se arruinen por completo, una manera de lograrlo es sosteniendo relaciones sexuales con alguien fuera de su matrimonio.

Si un padre quiere tener la garantía de que no se va a relacionar con su hija, al extremo de que quizá ella no quiera llamarlo papá nunca más, la manera más rápida de lograrlo es seduciéndola y teniendo relaciones sexuales con ella, sobre todo a temprana edad durante varios años.

CÓMO ESTAR SOLO Y AISLADO AL FINAL DE LA VIDA

Decenas de miles de personas entre treinta y cinco a cuarenta y cinco años de edad están sufriendo una terrible experiencia. Decidieron que era mejor que vivieran juntas. Después de tres o cuatro relaciones se encuentran otra vez solos. Tal vez con hijos repartidos por todos lados y a quienes ven pocas veces.

Muchas mujeres se dan cuenta un día de que sus posibilidades de establecerse y formar una familia se desvanecen rápido. Sus años fértiles se acabaron y los hombres que hubieran sido los mejores esposos y padres idóneos desaparecieron hace mucho.

Asimismo, los hombres pueden de repente darse cuenta de que la larga fiesta de tantos años llegó a su fin. Ya no son tan atractivos ni tan dinámicos como antes. Están llenos de recuerdos, pero no tienen una relación de compromiso para toda la vida, ni idea de cómo construirla, pues ya hace tiempo que muchas mujeres sentaron cabeza con otros hombres.

CÓMO ARRUINAR SU MATRIMONIO

Si un hombre quiere destruir su matrimonio por completo de la noche a la mañana, la manera más rápida de hacerlo es engañar a su esposa teniendo una relación extramarital, digamos, con una amiga. Es probable que al mismo tiempo pierda a sus hijos y quizá el respeto de sus demás amistades. A los que recogemos los pedazos de estas relaciones nos parece increíble que la gente no vea cosas que tienen justo en la cara. Todavía van y toman decisiones insensatas que cualquiera puede saber que van a terminar en un desastre.

Si un joven quiere que su futuro matrimonio se caiga en pedazos en pocos años, una manera eficaz es tratar de acostarse con quien pueda mientras pueda. Los patrones no cambian por diez minutos en el registro civil ni una hora en la ceremonia de la iglesia.

Si una persona programa su cerebro y su cuerpo para reaccionar de una manera particular, quizá resulte muy difícil volverse de repente el cónyuge fiel a la perfección.

Las relaciones sexuales antes del matrimonio significa que su pareja en el matrimonio está bajo mucha presión: «Jacky era mucho mejor en la cama. En verdad, lograba excitarme», o «Cada vez que hacemos el amor sigo pensando en la forma en que Billy me abrazaba... solía hacerlo así».

Me alegra que la única persona con la que he hecho el amor sea mi esposa, mi mejor amiga desde que teníamos quince años, y hemos estado felizmente casados por veinticuatro años. También me alegra que nunca hiciéramos el amor antes de casarnos. Para nosotros era una expresión de compromiso total y mutuo. Justo hasta el día de la boda tuvimos la oportunidad de hacerlo. Muchos compromisos no terminan en matrimonio, y otros nunca debieron ser compromisos y terminan en matrimonios muy infelices.

La gente necesita saber lo que hace feliz a un matrimonio, y cómo estar seguros de casarse con la persona idónea. La amistad es el mejor fundamento de todos, los intereses en común y la misma fe, aunque el apoyo de la familia y amistades es también importante debido a que lo hace más llevadero si la relación atraviesa tiempos de dificultades; todas las relaciones de por vida experimentan fases de reajuste y redescubrimiento debido a que cambiamos y a que nuestras necesidades varían a medida que envejecemos.

Para mi esposa y para mí, nuestro lenguaje de amor se ha construido de manera recíproca. Es nuestro y nada más. Es nuestro secreto. Es nuestro lugar privado y exclusivo. Nadie puede entrometerse en ese sitio especial. Cada vez que estamos en la intimidad es una señal de nuestro compromiso y unidad.

La Biblia dice que cuando un hombre y una mujer se unen se convierten, de cierta forma, en «una carne». La relación sexual es un misterio, no solo una sensación. Las personas con la mejor vida sexual a menudo son las que tienen relaciones exclusivas, estables y llenas de amor, que pasan juntas el tiempo, que invierten en su matrimonio y se toman en serio como pareja, quienes en verdad se escuchan y siempre tratan de entender las cosas desde el punto de vista de la otra persona. Y eso incluye darse el placer físico mutuo.

3. Una buena vida sexual

La relación sexual es más que un acto físico. Me alegra que en medicina por fin estemos cambiando, y ya no veamos a la gente como máquinas, a las que se le reponen o reparan piezas. Las personas son personas. La medicina integral es la que reconoce que el humano es más que un cálculo renal o un apéndice: un ser con necesidades personales, sentimientos, esperanzas y temores que constituyen lo que es la persona y son, de hecho, más importantes que la enfermedad. La enfermedad es solo una molestia porque no permite ser uno mismo.

Las atractivas revistas han llevado a la relación sexual a ser un tipo de droga maravillosa o un accesorio de un estilo de vida. Dan la impresión de que la relación sexual diaria aleja los problemas. Si no tiene relaciones sexuales con regularidad, lo acusan de subdesarrollado, frígido, impotente o insensato. Sin embargo, yo no veo el alto grado de satisfacción y contentamiento. Las columnas editoriales de expresión de angustia en las mismas revistas están llenas de cartas de personas obsesionadas con su pobre desempeño sexual y falta de placer que no se atreven a decir y prefieren escribir.

La relación sexual no es un desempeño: es tal vez la manera más profunda y conocida de comunicación y expresión para los seres humanos. Aun así, como cualquier lenguaje, si no hay nada que comunicar, es vacía y superficial, insatisfactoria y al final tan insignificante como cualquier otra sensación pasajera.

Cuando estaba en la universidad, recuerdo muy bien a una pareja que visitaba mi cuarto. Se habían acostado un par de veces en las semanas anteriores, la primera vez para ambos, y estaban muy arrepentidos. No eran cristianos y no tenía nada que ver con su moralidad. Se dieron cuenta que la relación sexual no es un instante; que toma un tiempo para que dos personas construyan su propio lenguaje de amor, para que descubran cómo darse más placer, y que habían incursionado por ese campo demasiado pronto.

Me alegra que cuando hago el amor con mi esposa pueda decirle que nunca he hecho el amor a nadie más. Es dueña de mi cuerpo y yo le pertenezco. Hay un gran poder en eso. Y si vienen tiempos difíciles, que pueden venir en cualquier relación aunque no por mucho tiempo, la fidelidad reconcilia.

¿Asegurarse de ser compatibles?

La gente dice que hay que tener relación sexual antes de casarse para saber si se es compatible o no. ¡Es obvio que la gente no sabe lo básico de la vida! Si lo supieran, ¡sabrían que no hay tal cosa como un hombre demasiado grande para una mujer ni una mujer demasiado grande para un hombre!

A menos que el hombre tenga un pene más grueso que la cabeza de un bebé, la mujer sería capaz de acomodarse a él. Después de todo, ¡cuando un hombre entra, un bebé tiene que salir! Los chicos están obsesionados con el tamaño de su dotación. ¿Demasiado chico o demasiado grande? Cuando una mujer está excitada, todas las partes dentro y fuera empiezan a cambiar de forma tal que si un hombre no está particularmente dotado, se adapta. ¡Nos diseñaron muy bien! Lo que cuenta no es lo que se tiene, sino lo que se hace.

Muy rara vez un médico atiende a una pareja que no pueda tener relaciones sexuales por una ligera anormalidad; por ejemplo, una delgada capa de piel que cierra del todo a la mujer por dentro. Esta mujer no libera sangre durante la menstruación, así que la razón es a menudo clara y fácil de resolver. Aparte de un caso tan raro como ese, no existe la incompatibilidad. La impotencia en el hombre puede ser muy estresante, y es mucho más común de lo que se piensa, afectando a muchos hombres cuando están bajo presión, cansados o enfermos. La mayor causa es el nerviosismo de si lo va a hacer bien o no, y es más común que un hombre se asuste si siente que está en algún tipo de examen prematrimonial. El matrimonio le da a la pareja tiempo, espacio y seguridad para relajarse.

EL SECRETO DE UNA BUENA VIDA SEXUAL

Sin embargo, no hay una pareja compatible al instante. Cada persona es diferente y cada pareja es única. Lo placentero para alguien puede apagar por completo a otro. Hacer bien el amor toma tiempo, privacidad, cuidado, entendimiento y una buena comunicación. Tal vez por eso muchas parejas ven que su relación sexual mejora a medida que aprenden más el uno del otro.

El requisito básico, sin embargo, es una relación placentera donde, en especial para la mujer, ambos puedan entregarse en una atmósfera de total seguridad.

Cuando se separa la relación sexual de la experiencia integral y personal, se está predestinado a recibir solo una satisfacción parcial. Esto conduce a una espiral descendente que empeora de manera constante, buscando siempre lo más novedoso y erótico. La siguiente persona, o una nueva forma de hacerlo, quizá sean mejor. Desde luego que la relación sexual peligrosa tiene un aspecto emocionante y atractivo en un romance furtivo, pero hay otras formas de inyectar emoción a una relación estable y no necesariamente ser infiel, por ejemplo, hacer el amor en algún sitio donde para ambos sea inusitado.

CÓMO ARRUINAR LAS BUENAS RELACIONES SEXUALES

En la mayor parte de los países, las mujeres por lo general se dan cuenta de estas cosas mucho tiempo antes que los hombres. La mayoría de las jóvenes no necesitan persuasión sobre las ventajas de ubicarse en una relación segura y de amor. A decir verdad, una de las principales razones por las que (contra todo mejor juicio) algunas están dispuestas a acostarse al final con sus novios es por la esperanza de que al ofrecerles relación sexual los van a atraer hacia una relación duradera.

Es lamentable, pero en mi experiencia esto casi siempre resulta de manera opuesta. Una chica a la que un hombre solía respetar, casi con reverencia, ahora se muestra tan ordinario y sin valor como el resto. Uno de los bienes más grandiosos de una mujer para ganar a un hombre es su misterio, en el momento que ella tiene relaciones sexuales con su novio, está en peligro de perderlo. La Biblia dice que cuando un hombre ha dormido con una mujer, la «conoce». Se tiene la sensación de que ya se descubrió todo.

4. LA RELACIÓN SEXUAL Y LA IGLESIA

CONFUSIÓN EN LA IGLESIA

Dios bendice las relaciones sexuales: es el desperdicio de la relación sexual fuera del matrimonio lo que le causa dolor.

En la actualidad, hay confusión en algunas partes de la iglesia sobre casi todo. En algunos países puede haber un obispo que rechace a Jesús como el Hijo de Dios, que niegue el nacimiento virginal, que piense que la resurrección nunca sucedió y que la Biblia no se puede creer. Cuando surge un grupo decidido a rechazar partes importantes de la Biblia, junto con otras enseñanzas históricas que se presentan en la iglesia, empiezan los problemas. Después de todo, la opinión del hombre es tan válida como la de cualquier otro. Hay tantas religiones como personas.

Un amigo ateo me dijo hace poco: «Si quieres unirte al club, debes obedecer las reglas». El problema es que al parecer algunas personas piensan que pueden escribir de nuevo las bases de la existencia del club y, por lo tanto, considerar las reglas no válidas y pasarlas por alto. Uno puede perdonar a los miembros existentes del club por pensar que estos «radicales» no son del todo radicales. Solo han inventado su propia versión del club.

ATREVERSE A SER SINCERO

Si soy sincero y leo la Biblia con atención para comprender lo que dice sobre la vida, no una oración ni dos, tengo que ser muy cuidadoso. Se pueden leer fragmentos de frases por aquí y por allá y sacarlas de contexto. El significado general es de vital importancia.

Aquí está mi propia conclusión sobre lo que dice la Biblia respecto a la relación sexual y la sexualidad. Uno necesita leer la Biblia por sí mismo. Yo leí la Biblia completa tres veces en varios años, a menudo haciendo notas detalladas y utilizando libros de referencia para asegurarme de entender lo que dice en realidad. Lo que expreso es a la luz de esas lecturas.

Desde mi punto de vista, la Biblia enseña desde el principio que Dios hizo al hombre a su imagen y semejanza. La intención del Creador es que un hombre debe casarse con una mujer, y que la relación sexual es un regalo maravilloso, un misterio que une al hombre y a la mujer que se comprometieron entre sí para toda la vida.

Fuera del calidoscopio de un rico amor físico de donde van a llegar hijos que crecerán en una familia segura y llena de amor, con abuelos, tíos, sobrinos, y en las que se incluyen a los solteros si lo quieren.

El matrimonio es la piedra fundamental y básica de la sociedad. Por lo tanto, no debe sorprender a los cristianos que los niños crezcan con cicatrices profundas e inseguridad allí donde se destruyen los matrimonios, donde hay violencia en el hogar, donde ambos esposos se engañan y dejan de cuidar a la familia. En los hogares infelices de personas jóvenes se puede observar mucha delincuencia, problemas de alcohol, drogas y otras situaciones. La Biblia, al alentar todo lo que apoya un buen matrimonio estable, habla en contra de todo lo que mine el matrimonio, la roca sobre la cual se construye la sociedad. En muchos países occidentales, el matrimonio se considera como algo irrelevante. Basta mirar los anuncios, ¿cuántas mujeres de cualquier edad, sobre todo en fotografías de parejas, usan el anillo de boda o un anillo de compromiso?

Las carreras profesionales han alentado a las mujeres a postergar la crianza y tener hijos después de diez años o más. La tragedia es que cuando al fin los quieren, muchas veces ya pasó el punto óptimo de fertilidad, lo que dificulta el embarazo y aumentan los riesgos de tener un bebé con una anormalidad. En medicina, la madre que tenga su primer hijo después de los treinta años de edad se considera una mamá mayor porque los médicos reconocen que el cuerpo femenino no se creó para una primera gestación tan tardía.

LA RELACIÓN SEXUAL SE DISEÑÓ PARA EL MATRIMONIO

Debido a que la Biblia está a favor del matrimonio y en contra de todo lo que lo desaliente, está a favor de mantener la unión sexual como una actividad exclusiva para los casados. Antes del advenimiento de la píldora anticonceptiva hace años, la relación sexual significaba un riesgo de que nacieran bebés y los bebés necesitaban madre y padre de forma permanente. Cualquier médico familiar le dirá que las relaciones casuales son malas para los niños y para la vida familiar. Jesús lo dejó muy claro, de acuerdo con la enseñanza establecida de que la relación sexual fuera del matrimonio era reprobable. En realidad, fue más allá al decir que aun una fantasía sexual fuera del matrimonio era reprobable. No pido que esté de acuerdo, sino que sea sincero consigo mismo y que al menos admita que esto es lo que dice la Biblia. Es la enseñanza que se ha dado siempre en la iglesia aunque ha habido también personas que han escrito sus propios libros de reglas, y en el proceso se encontraron fuera de la iglesia como resultado. Esta enseñanza no es de una denominación, sino de la iglesia desde el tiempo de Jesús, ya sea la Iglesia Católica, Ortodoxa Oriental, Anglicana, Metodista o la que sea. Es más, es una de las pocas posiciones sobre las que por siglos los cristianos de diferentes denominaciones siempre han estado unidos.

LA EXTENSIÓN DE LOS LÍMITES

Algunas personas han tratado de inventar un caso especial para quienes sienten atracción por alguien del mismo sexo. La Biblia enseña que las personas pueden tener excitación sexual en diversas situaciones. La Biblia es muy explícita, describe hombres teniendo relaciones sexuales con hombres, adultos con niños, hombres con sus madres, gente con animales, orgías, prostitución y muchas otras cosas. Las relaciones homosexuales se abordan de forma directa en muchos pasajes de la Biblia, siempre mencionando que no son permitidas.

Sin embargo, la Biblia también describe relaciones de amor intensas, cercanas y cálidas entre personas del mismo sexo: por ejemplo, Rut y Noemí, o David y Jonatán. David y Jonatán podrían compartir tanto de su vida como quisieran, pero no participaron en actividades homosexuales.

FE A LA MODA

La gente dice que es muy injusto. Es difícil para una mujer hallar que el único hombre que ha amado está casado con otra, o para alguien que ha decidido que si no hay una persona ideal en la comunidad de seguidores de Jesús, tendrán que quedarse en la soltería. También es difícil cuando parece que hay muchas parejas potenciales, pero con ninguna se visualizan casados ni les confiarían como madre o padre de sus hijos (una excelente prueba).

En esta era dominada por la relación sexual pensamos que un hombre que no exprese su sexualidad teniendo relaciones con otra persona va contra las leyes de la naturaleza y es indebido. No es diferente el caso de una mujer, excepto que las demandas de un joven son mucho más fuertes que las de una joven, situación que se revierte en la mediana edad.

La fe cristiana no cambia cada vez que la moda cambia y la tradición cristiana siempre ha dado grandes honores a quienes se mantienen en celibato. Jesús mismo es nuestro ejemplo y el apóstol Pablo. La iglesia de antes también estaba obsesionada con la satisfacción sexual y la inmoralidad, y tanto Jesús como Pablo hablaron bien claro en favor de la templanza, el autocontrol, el celibato y la fidelidad como parte del propósito de Dios para todos nosotros. Los años venideros mostrarán algo sorprendente en la primera y segunda generación que crecieron con la píldora anticonceptiva, la obsesión con la relación sexual y el dominio de enfermedades de transmisión sexual. Es triste, pero también constatarán la devastación de la ruptura familiar en cientos de millones de niños.

5. Atender no es lo mismo que estar de acuerdo

Es posible que no esté de acuerdo. No le pido que lo esté, pero solo ver lo escrito es una muestra de que le es válido y que refleja el patrón constante de enseñanza de la iglesia por más de dos mil años, ya sea católica, ortodoxa oriental o protestante.

Atención práctica

En cierta ocasión, una mujer comentó que estaba impresionada de que los cristianos participaran en la atención incondicional y compasiva de personas con sida porque sabía que reprobábamos el estilo de vida que les condujo a la infección.

Le respondí que estaba confundiendo el estar de acuerdo con la atención. Nunca han sido lo mismo en medicina. Si como médico solo atiendo a las personas que voten por el mismo partido que yo, que crean en lo mismo, que adoren a Dios en el mismo tipo de iglesia, que nunca hagan algo que en lo personal no apruebo, creo que perdería mi licencia como médico. Los médicos y las enfermeras deben brindar atención compasiva al que la necesite, con cualquier enfermedad, independientemente de cómo la contrajera. Lo mismo es cierto para los que forman parte de las muy a menudo denominadas profesiones de atención.

Y el hecho es que en todo el mundo las iglesias son la vanguardia en la atención y prevención del sida.

Capítulo seis

¿Adónde va?

Si vamos a atender personas que están a punto de morir, necesitamos ponernos de acuerdo en lo que pensamos sobre la muerte.

Estremecidos por la violencia

Se necesita mucho valor para ver la muerte y seguir mirándola. La primera vez que me sucedió, estaba todavía en la escuela. Iba caminando en una calle muy transitada y vi que un autobús golpeó a una mujer. Esta quedó aplastada en el suelo al instante. Ahí estaba, tirada en la carretera sangrando y tratando de respirar. Todos la rodeamos. Yo no había tomado cursos de primeros auxilios en la escuela y no sabía ni qué hacer. Una persona le sostenía la cabeza. El conductor salió de su cabina impresionado y alguien llamó a una ambulancia. Yo estaba mirando a lo lejos y de pronto la mujer vomitó, se ahogó, se puso azul enseguida y murió.

Me fui a casa impresionado por la violencia de lo sucedido. Uno puede ver cientos de cosas como estas en la televisión, pero cuando se ven así de cerca se convierten en algo muy real. Lo que me impresionó aun más fue descubrir más tarde que se murió porque estaba acostada sobre su espalda y se había sofocado con su propio vómito.

Mi segunda experiencia con la muerte fue después que salí de la escuela. Era una noche oscura y húmeda, yo estaba sentado en la parte delantera de un autobús grande con la puerta trasera abierta. A medida que avanzaba veloz a lo largo de la carretera negra y grasosa, me rodeaba el ruido de los cambios cuando sentí un golpe. De pronto volteé y no vi nada, y luego para mi horror descubrí a través de la ventanilla de atrás al hombre que recogía los boletos del autobús tirado sobre el asfalto. Se había resbalado y se había golpeado la cabeza.

De prisa, toqué el timbre y me pareció una eternidad antes de que el pesado autobús se detuviera. Salté y corrí hacia atrás. Una fila de autos ya se había detenido. Una enfermera salió y le dio cierta asistencia, pero más tarde el hombre murió de una fractura múltiple del cráneo.

A la mayoría no nos gusta hablar de la muerte. Negamos que exista. Por la forma en que algunos hablan se pensaría que son inmortales. En unos países a los niños se les mantiene alejados de los funerales, tal vez porque los adultos se sienten avergonzados de llorar frente a ellos.

Este miedo a la muerte y el temor a lo desconocido es la principal razón por la que aterra el sida. Muchas veces me preguntan cómo pude pasar tanto tiempo con gente que se está muriendo, primero de cáncer, luego de sida. La respuesta es porque yo sé a dónde voy.

Tras recibir mi título de médico, una de las primeras pacientes que atendí fue una mujer jubilada que se estaba muriendo de cáncer. Recuerdo que estaba sentado al lado de su cama una tarde, ella tomó mi mano y dijo: «Usted me recordará cuando me haya ido, ¿no es así?». Asentí con la cabeza y la paciente continuó: «Usted sabe a dónde va, ¿no es así? Usted es creyente, ¿verdad?».

Nunca le había dicho nada sobre la fe, no llevo una etiqueta, ni un símbolo, ni una Biblia, pero ella vio algo, detectó que yo estaba en paz con su muerte. La mujer podía ver que no le tenía miedo y que no la iba a dejar porque la esperanza de su cura me abandonara.

Solo cuando envejecemos nos preocupa morir. Los niños pequeños lo toman mucho mejor. En general, los niños que están muriendo lo tratan como parte de una conversación normal y se sienten muy sorprendidos que los adultos no sean capaces de lidiar con su muerte inminente. Los niños aprenden enseguida a no hablar del asunto para no inquietar a sus padres ni al personal de enfermería.

Pienso que algunos de los temores que tenía surgieron de frases que me dijeron como: «Se puede ahogar con su dentadura postiza así que hay que quitársela» (como alguien que pudiera tragarse su dentadura estaba más allá de mí, me hizo pensar que algo violento sucedería después de la muerte). También me habían dicho que cuando la gente muere es como cuando se abren unas compuertas: se vacían los intestinos y fluyen todos los líquidos sobre la cama. Puede imaginarse qué aliviado me sentí como estudiante de medicina al descubrir que estas cosas no suceden. Cuando se enfrenta como es debido, la muerte casi siempre es una cosa apacible y digna. Con frecuencia, el pariente que está en la habitación ni siquiera sabe con certeza si la persona murió o no porque se ve como si estuviera durmiendo.

La muerte es un misterio

Si ha tenido el privilegio de sentarse al lado del lecho de alguien que agoniza y muere, ha experimentado un misterio. Imagine, por ejemplo, una mujer cercana, el tiempo y el lugar. Usted, sentado ahí, tomando su mano. Ella está respirando apaciblemente, la mayor parte del tiempo está dormida, pero por momentos abre los ojos o dice una palabra. No tiene dolor, ni está angustiada y sabe con exactitud lo que está sucediendo. No tiene miedo y está en paz.

Mientras observa, la respiración de la mujer se hace cada vez más difícil y parece estar más dormida. En lo que podrían parecer horas, pero son unos minutos, la respiración cambia otra vez. La enfermera le toma el pulso y dice que está muy débil y rápido. Hay unas pequeñas gotas de sudor en sus cejas.

Poco a poco la respiración parece interrumpirse, hay largos lapsos y luego se detiene. Se pregunta si ha muerto. Sin embargo, para su sorpresa, vuelve a tomar otra respiración antes de quedarse tranquila de nuevo y al rato se da cuenta que al fin se ha ido para siempre.

Un cuerpo muerto todavía está vivo

Después de la muerte, casi todas las células del cuerpo siguen vivas. Los riñones son útiles para alguien si se retiran en la siguiente media hora siempre y cuando no haya tenido cáncer o VIH. Las células cerebrales están demasiado dañadas como para vivir, pero su piel puede vivir una semana. La córnea (lo blanco del ojo), si se quita al día siguiente, puede darle la vista a un niño y el corazón todavía tiene células que pueden latir. El intestino todavía se está contrayendo y el estómago está digiriendo alimento. Todas las proteínas del cuerpo están ahí, la médula ósea todavía está produciendo nuevas células sanguíneas. Entonces, ¿qué sucedió?

Al final, la muerte es un misterio. Siempre digo que lo más cercano que puede estar un ateo a una profunda experiencia religiosa es su propia muerte, y la muerte despierta la conciencia espiritual en todas sus formas. Es un individuo atrevido quien ha visto este misterio, o el nacimiento de un niño, y se puede alejar tan convencido como antes de que no hay Dios.

Cuatro reacciones al morir

Cuando uno sabe que va a morir, comienzan a suceder cuatro cosas. La primera es que cambian las prioridades. ¿Qué importancia tiene seguir con el curso de la universidad cuando los médicos han dicho que tal vez muera para Navidad?

La segunda es que se alteran sus relaciones. Uno halla que su mejor amigo no pudo lidiar con la idea y no lo ha visitado desde que está en el hospital, mientras que alguien en quien nunca pensó, ese mismo año ha sido un apoyo real y nada le parece demasiado problema. A veces se necesita un diagnóstico terminal para que algunos descifren en verdad quiénes son y quién es importante para ellos.

Puede ser un tiempo de grandes lamentaciones y algunas personas se encuentran mirando hacia atrás y preguntándose cómo serían las cosas si hubieran hecho las cosas diferente y hubieran sabido que la vida iba a ser tan corta.

Por último, la gente descubre que está mirando lo que viene. La mayoría no tiene mucho miedo a la muerte como al proceso mismo de morir: tienen miedo de volverse incontinentes, de perder el control, de convertirse en una carga, de ser totalmente dependientes, del dolor, de la sofocación que conduce a la muerte, de perder la habilidad de pensar, de moverse o de recordar.

Y hay otra dimensión: ¿no hay en realidad nada más para la vida que la vida? ¿No hay en verdad nada más para mí como persona que las moléculas que constituyen mi cuerpo? Cuando muera, ¿será ese el final o hay otro tipo de existencia después de esta?

Conversión en el lecho de muerte

Estas y muchas otras preguntas causan a menudo que la gente busque. Recurren a médiums, espiritistas, curanderos y a cualquier agencia que le asegure que de verdad hay vida más allá de la tumba. Una conversión en el lecho de muerte es muy común y muy real. El ladrón en la cruz se volvió a Cristo. Recuerdo a un hombre con cáncer de pulmón que llegó al hospicio St. Joseph mientras yo estaba allí. Observó a las monjas y dijo: «Soy ateo. ¿Tengo que ser católico para estar aquí?».

Le explicamos que la gente de todas o ninguna creencia eran igualmente bienvenidos. No creo que nadie le haya preguntado sobre su fe personal ni sus creencias, hasta que dos semanas después surgió el asunto otra vez porque pidió ver a un sacerdote. Había tenido un profundo cambio conforme se acercaba al final, sin que se le dijera una sola palabra.

Vivir es más que tener vida

Como cristiano, creo que hay una vida después de esta y que la muerte solo es una puerta de un mundo físico, limitado por espacio y tiempo a otra dimensión. Jesús enseñó con claridad que cuando esto se termine, cada uno de nosotros rendirá cuentas de lo que hemos hecho con nuestra vida.

Jesús también nos demostró que no somos perfectos por nosotros mismos: nadie puede agradar a Dios. Nadie es lo bastante perfecto para entrar a su presencia y sobrevivir. Con todo, la buena noticia es que Dios creó un puente para salvar esa enorme brecha que nos separa, al enviar a Jesús. Las cosas reprobables que hemos hecho tienen consecuencias eternas. Tenemos la responsabilidad, y el castigo por lo que hicimos es, en última instancia, la muerte y la extinción.

Sin embargo, Dios mandó a Jesús a recibir el castigo que merecíamos. Al morir por nosotros, Jesús nos liberó de los efectos de nuestro mal proceder. A través de Jesús, para los que lo aceptaron y recibieron, Dios decidió perdonarnos por completo y limpiar nuestro registro. A través de Jesús llegamos al inalcanzable, incognoscible e inmensurable Dios como nuestro Padre.

Para los que creen, el momento de la muerte es como un cambio de ser solo parte consciente de Dios y de su amor a estar del todo en su presencia, una experiencia del cielo mismo. Para alguien que nunca conoció a Dios ni las cosas de Dios, la Biblia nos enseña que la vida después de la muerte será una incómoda y desagradable desilusión.

Esta enseñanza sobre lo que sucede después de la muerte casi siempre ha sido una parte central de la iglesia, pero de inmediato surge una pregunta en la mente de muchos, sobre todo cuando leen que muchas iglesias participan en brindar atención práctica a las personas con sida. Si los cristianos creen que algunos pueden encontrarse separados de Dios después de la muerte, ¿querrán sin duda alcanzar a toda persona que conocen que está muriéndose y predicarle el evangelio?

Estaba conversando con un miembro prominente de una organización de sida, quien también tenía sida. El hombre se convirtió al budismo y admitió con una sonrisa que cuando estaba con gente que tenía sida todo lo que en verdad quería hacer era hablarles acerca de su fe, pero sabía que no podía.

¿Qué quiere? Si alguien con sida pide ver a un capellán, está pidiendo ayuda espiritual. Si todo lo que al capellán le interesa hacer es visitarlo en casa para cocinarle, lavarle la ropa, ayudarle con sus niños y traerle agua, ya se puede imaginar que el enfermo se puede sentir desilusionado. Sin embargo, si alguien con sida le pide ayuda para lavar y, al parecer, todo lo que la persona quiere es hablar de religión, puede imaginar que la persona bien podría sentirse agobiada.

Es un verdadero privilegio que le permitan a uno estar con alguien que se acerca al final de su vida.

Es un tiempo muy especial y todos los que lo han vivido lo saben. La gente es sobre todo sensible ante los que con prisa se acercan a alguien que pueda estar demasiado débil para decir

«no» o «váyase, por favor». A menudo es siempre después de que
sale el enojo que el enfermo suplica a cierta persona que nunca
más vuelva a su casa. Detrás de la fachada educada puede haber
verdadera angustia que con frecuencia no se expresa a su tiempo. Si es vulnerable, piense dos veces antes de antagonizar con
alguien cuya vida quizá dependa de usted.

AYUDA O INUTILIDAD

Si el médico de una clínica solicita un trabajador comunitario a
una agencia de voluntarios, espera ayuda práctica, no un capellán. Si se da cuenta de que un visitante domiciliario en particular pasó toda la noche (podría ser verdad a medias) tratando de
convertir a su paciente, el médico se sentiría enojado con razón.
En su opinión, el servicio comunitario sería del todo inútil.

No es un buen servicio para él como médico porque le preo-
cuparía mucho solicitar otra vez a alguien de ese grupo. Tampoco es un servicio para el paciente porque lo que necesitaba era
una buena compañía y una mano de ayuda y lo que recibió fue
un predicador.

El médico llega a la conclusión de que el programa de sida
solo está interesado en servir al párroco local al tratar de convertir gente. Si este es el caso, el médico se va a encargar de informar de la inutilidad.

HUÉSPED Y SIERVO

Hay un tiempo debido y un lugar adecuado para todo, y depende de la cultura local y las costumbres. Por ejemplo, en muchas
partes de Uganda el grado de compromiso eclesiástico es tan
fuerte que sería muy extraño que un visitante de un programa
de sida con base en una iglesia no ofreciera una oración en cada
visita. A decir verdad, si no se ofrece para orar es muy probable
que se le pida que lo haga. La oración cristiana en el hogar es

habitual, una práctica común en el ministerio de la comunidad.
La oración es una forma de vida. No obstante, en Tailandia o en
partes de la India las expectativas pueden ser muy diferentes y
necesitamos ser muy sensibles a estas cosas.

Depende mucho de la naturaleza del servicio que se anuncie.
Sin embargo, cualquiera que sea la cultura, hasta cierto punto
hostil para la fe cristiana, esto es siempre verdad: si está prepa-
rando un alimento a un enfermo y este nota que siempre está
ahí, nunca se queja, lo acepta como persona, está contento de
atenderlo aunque a veces siente que usted no tiene su mismo
punto de vista sobre sus estilos de vida, por todas estas cosas y
porque sabe que usted va a la iglesia, un día le pregunta sobre su
fe, entonces este es un maravilloso momento para hablarle un
poco de la esperanza que está en usted, y tal vez le pueda traer
bienestar espiritual y paz.

El enfermo está dirigiendo la conversación y sería insensato y
poco amable no contestar sus preguntas. Tal vez en el contexto
de su propia búsqueda, le anima tener a alguien cerca que tiene
fe. Hasta quizá le pida que ore por él (¡es sorprendente con qué
frecuencia un ateo tiene fe en las oraciones de otra persona!),
pero en todas las cosas su actitud debe ser la de un siervo y pre-
guntarse: ¿Cómo puedo ser de mayor ayuda este día? También
debe considerar que está ahí como huésped, no para dirigir. Por
cierto, el budista que mencioné antes al final halló la fe en Cristo de esa manera.

EDUCACIÓN EN LAS ESCUELAS

Los mismos principios se ajustan a la educación en las escuelas.
El trabajo en las escuelas es un campo muy sensible donde todos
pueden tener fuertes puntos de vista acerca de cómo se deben
enseñar el sida y la educación sexual. Y, de nuevo, esto va a
variar entre países, zonas, comunidades y escuelas. Es posible

que la gente tema a que los activistas traten de usar la crisis del sida para promover el uso inadecuado del preservativo o puntos de vista y actitudes morales extremas.

Un educador de escuelas está ahí por invitación de la maestra para ser un siervo en la escuela, como un huésped en el salón de clases. Los temas a tratar, los métodos y el enfoque general deben acordarse con anticipación.

Trabajar en escuelas es un privilegio y no debe ser una plataforma para promoción de creencias personales, sin la aprobación de quienes lo invitaron. No obstante, si en el contexto de clases de religión o de orientación al educador le pide un maestro o un alumno que presente una perspectiva personal, por ejemplo, sobre la esperanza cristiana de la vida después de la muerte o el punto de vista sobre la sexualidad, es un asunto diferente mientras que se presente como un punto de vista personal abierto a la discusión y al debate. Aun así, como dije antes, debe ser guiado en todas las cosas por la escuela local y sus maestros. A menudo le darán mucha más libertad de lo que quizá se haya imaginado.

En resumen, el sida es una terrible enfermedad que mata a un gran número de personas, se transmite por un virus cuando se comparte agujas o se tiene relaciones sexuales con personas infectadas. Nos golpea en dos esferas en que nos sentimos más vulnerable: nuestra moralidad y nuestra mortalidad, y nos lleva a cuestionarnos sobre lo que hacemos y lo que somos.

Ahora es el momento de actuar.

Tiempo para actuar

Lo primero que necesita es analizar su propia vida. Me entristece ver cómo muchas personas, o los ancianos, solo se dan cuenta del significado de su vida cuando está casi al final. ¿Se requiere de un diagnóstico terminal para poner sus cosas en orden? Las decisiones urgentes deben hacerse hoy, cambiar su vida sexual o dejar de inyectarse drogas, así como reflexionar en lo importante que es usted.

¿QUÉ ES IMPORTANTE PARA USTED?

¿Qué lo hará feliz de verdad a largo plazo? ¿Cuáles son sus relaciones más importantes? No me refiero solo a este año, sino en los próximos años en el futuro. ¿Sabe quiénes son sus verdaderos amigos y a quién pertenece usted? Estas son preguntas importantes. Muchas personas dicen después de convertirse en cristianos: «Si solo hubiera sabido entonces lo que sé ahora, mi vida no hubiera sido tal desorden». La tragedia es que con frecuencia se necesita un diagnóstico terminal, o un accidente casi mortal, para lograr que alguien se detenga por completo y piense y sienta como es debido. La mayoría de las personas que uno conoce son felices en el momento de ir por la vida de una relación a otra, de un trabajo a otro, sin tener en mente un plan a largo plazo, solo viviendo el día presente. Sin embargo, la gente que vive así a menudo se ve deteriorada en una playa desierta. Una mujer descubre a los treinta y ocho años que el hombre con el que había estado viviendo y le había prometido matrimonio e hijos la ha estado engañando con otra mujer por los últimos dos años y la va a dejar. Un hombre descubre que ha logrado el sueño de su negocio, pero al costo de perder a su esposa e hijos. Descubre demasiado tarde que el dinero compra mucha atención, pero no amigos. Otro hombre descubre después de una larga lista de relaciones que está desilusionado y ya no está seguro de lo que es el amor.

EL DISFRUTE DE UNA VIDA PLENA

Usted es importante. Creo que lo hicieron con un propósito y encontrará su mayor felicidad en dicho propósito. Parte de la tarea incluye comenzar a vivir para los demás. Jesús dijo que la única manera de hallar el yo verdadero era convertirse en un humano verdadero y perderse a sí mismo, no convirtiéndose en un felpudo pasivo en el que todos se sacuden, sino desprendiéndose de su derecho de controlar su vida a su manera, y, en su lugar, invitar a Jesús a mostrarle cómo vivir su vida. Creo que Dios tiene un plan para usted y, porque lo ama, su plan lo hará feliz en verdad.

Lo más importante de ese plan es que Él quiere que lo conozca personalmente, como su amigo, y que tenga el nuevo poder, fuerza y recursos internos de tal manera que disfrute su vida al máximo. Esto trae entereza y algunas veces sanidad física también.

PARTICIPACIÓN

En segundo lugar, hay cierta acción que puede tomar y que será de ayuda práctica para los que tienen sida. Puede convertirse en un voluntario, ofrecerse para visitar a alguien que está enfermo o ser de apoyo a su familia. También puede ayudar a salvar vidas diciéndole a la gente cómo protegerse contra el VIH. ¿Por qué no hablar con otras personas en su iglesia, o con otras personas que ya participan en la respuesta cristiana para el sida, y ofrecerles tiempo? Encontrará muchos recursos para ayudar en el sitio Web de ACET International Alliance. Puede descargarlos e imprimirlos.

¿QUÉ SE PUEDE HACER?

Comience con lo que tiene. Hace poco visité una escuela para huérfanos de sida y un proyecto de una nueva generación comenzó con seis abuelas en una región muy pobre de Uganda. Ellas comenzaron con lo que tenían y juntas siguieron adelante, movilizando de forma gradual a otros en la aldea y poco a poco el trabajo se ha ido estableciendo. Ahorraron y compraron unas tierras. Ahorraron y compraron una vaca. La leche de la vaca paga la escuela para que pueda avanzar. Poco a poco hicieron ladrillos y reemplazaron el techo de paja, construyeron un edificio pequeño y otro. Comenzaron a enseñar a los niños lo mejor que pudieron en su tiempo libre. Todos estaban ayudando. Algunos trajeron comida, otros cocinaron, otros llevaron agua cada día para que los niños con sed pudieran tomar. Las abuelas se dieron cuenta de que necesitaban preparación y se fueron a programas del gobierno para tener la capacitación básica. Un visitante vino y les dio dinero para que pusieran electricidad. Otro donó una pipa para agua. Otro les dio una máquina de coser para instruir a niñas más grandes... y el trabajo creció de forma progresiva.

Cada iglesia puede exhortar a sus miembros a hacer algo para ayudar. Como dijo una vez George Hoffman, el fundador de Tear Fund: «No se puede cambiar el mundo entero, pero se puede cambiar el mundo de alguien en algún lugar».

Vaya y salve la vida de alguien hoy.

Lleve comida a una familia afectada por el sida hoy.

Vaya y consuele a una viuda o a un huérfano hoy.

Vaya y aliente a alguien que está dando su vida por el ministerio de sida hoy.

Ore por la protección y provisión de Dios sobre ellos.

¡Y puede que sea parte de la respuesta a esas oraciones!

AYUDA PRÁCTICA

En tercer lugar, puede hablarle a alguien de algunos de los asuntos que se trataron en este libro. Por ejemplo, si está preocupado de que pueda estar infectado o alguien que conoce lo está. Necesitará hablar con su pastor o con su médico para recibir el consejo del experto que necesita.

CAPÍTULO SIETE

¿Qué podemos hacer?

Tiempo de actuar

Buena práctica en los proyectos de VIH y sida
por Mark Forshaw, Misión de África Territorial

¿Qué podemos hacer? ¿Cómo logramos ser determinantes? En primer lugar, se debe comenzar siempre con lo que ya tenemos. Es un principio bíblico. La obra de Dios hecha a la manera de Dios nunca carece de la provisión de Dios, como dijo en una ocasión Hudson Taylor, el famoso misionero en China. Entonces, ¿qué le está llamando Dios a hacer? ¿Qué le ha puesto en el corazón?

No hacen falta fondos ni un gran equipo para comenzar. No cuesta nada cuidar a un amigo o un vecino ni hablar a los hijos y colegas sobre el VIH y el sida, ni incluir los asuntos del VIH en el programa de enseñanza de la iglesia, o trabajar con esquemas de capacitación o plan de estudio escolar. Juntos podemos distinguirnos de verdad.

Tal vez no se logre salvar a todo el mundo, pero se puede salvar a alguien infectado con el VIH en algún lugar. Quizá no se logre ayudar a los que tienen VIH o son huérfanos debido al sida, pero puede dar ayuda práctica y alentar a unos cuantos, y participar en otros proyectos que ya están funcionando. Aun así, hágalo todo en compañerismo con otros. Este trabajo puede ser extenuante y lleno de tensión, agotador y solitario y necesitará de gente que lo apoye.

¿Qué me dice de proyectos mayores? Se han desarrollado miles de programas, se han publicado incontables artículos y se han gastado millones de dólares en la lucha contra el sida. Sin embargo, continúa la rápida expansión de la pandemia. Muchos gobiernos y agencias de organizaciones no gubernamentales [ONG] reconocen ahora que sus estrategias no están logrando hacer descender la marea, incluso continúan bombardeando dinero en la distribución de preservativos nada más y en campañas, ninguna de las cuales se dirige a los problemas relacionados como la pobreza, la educación, los derechos de la mujer y cuestiones más amplias del estilo de vida.

A continuación se presentan unas historias para alentarlo: recuerde que son lecciones de países diferentes que necesitan una cuidadosa adaptación a su propia situación. No obstante, los Casos Prácticos ilustran muchos puntos generales y de vital importancia.

Cada historia tiene un inicio pequeño. Un individuo tocado por el amor de Dios, y afectado en lo más profundo por lo que el sida está haciendo en el mundo que creó Él. La gente que sentía que *tenía* que hacer algo, y que comenzó, casi siempre con casi nada, paso a paso siguen el llamado de Dios en compañerismo con otros y aprendiendo de los demás. En muchos casos el camino fue largo porque en ese tiempo había pocos modelos. No obstante, ahora los programas que comenzaron son una inspiración y ánimo práctico para nosotros, y nos apresuran en la marcha de nuestros propios peregrinajes.

CASO PRÁCTICO DE ATENCIÓN: FACT ZIMBABUE

Ante el alto grado de necesidad y los limitados recursos de salud formal, el doctor Geoff Foster, pediatra de Zimbabue, fundó

FACT (Family AIDS Caring Trust [Fideicomiso de Atención Familiar de Sida]) en Mutare, Zimbabue. El médico vio la imperiosa necesidad de movilizar a la comunidad local para que brindara atención. Se acercó a las iglesias que tenían individuos dispuestos a recibir capacitación para brindarles ayuda a las familias y los vecinos. Los programas de atención domiciliaria FACT están coordinados por experimentados y responsables trabajadores de salud y de equipos locales. Cada equipo está dirigido por un voluntario que dirige a otros voluntarios de la iglesia local, quienes brindan la atención real a los que están en necesidad en esas zonas.

La capacitación de voluntarios consta de asesoría básica y desarrollo de habilidades de atención. La necesidad de atención para los enfermos en su casa son: baño e higiene personal, lavado de ropa y de sábanas, aseo del hogar, provisión de alimento adecuado y el tratamiento y curación de heridas menores. Aunque el principal objetivo de los voluntarios es asistir a los infectados con el VIH, están capacitados para atender a los enfermos crónicos o los que están muriendo, por ejemplo, gente con tuberculosis, diabetes o simplemente de mayor edad. Sería un error visitar solo a los enfermos debido al VIH y no atender a sus vecinos que están también enfermos, pero que no son VIH positivos.

Sobre todo es necesario que los voluntarios reconozcan que las necesidades de las personas que visitan no son solo físicas, sino además emocionales y espirituales. Los voluntarios proceden de la comunidad local y con frecuencia son sus vecinos a los que atienden. La formación de relaciones de servicio son la base de la buena atención práctica y consejería de apoyo.

La mayoría de las personas visitadas viven con miembros de su familia y el papel de los voluntarios también es darles apoyo. Brindan consejo sobre las maneras de lidiar con diferentes infecciones comunes al VIH; otros servicios formales e informales disponibles y cómo llegar a ellos. Los voluntarios también ofrecen apoyo emocional y espiritual para los que cuidan de la familia.

Mediante este equipo que no requiere tanta técnica y los bajos costos, un gran número de personas pueden recibir ayuda, utilizando la familia tradicional y los mecanismos de atención comunitaria. A través de voluntarios, cada iglesia puede llegar a su comunidad para servir y apoyar a las familias, los vecinos y otros cuidadores. Los voluntarios contribuyen al desarrollo del programa con recolección de datos, en la toma de decisiones y en las reuniones de planeación. Esta es una buena práctica: incluir a la gente más cercana a los que necesitan ayuda.

La atención en el hogar ayuda a los más necesitados de asistencia en sus propias esferas. Sin embargo, brindar atención práctica solo satisface necesidades físicas. También hay necesidades emocionales muy reales cuando la gente enfrenta prejuicios y rechazos, y las necesidades espirituales cuando se enfrentan a la muerte. Por lo tanto, la atención debe ir acompañada de consejería del individuo por trabajadores preparados y apoyados como es debido.

Para las organizaciones cristianas, la atención domiciliaria y la consejería pueden ser oportunidades para hallar fe, hacer que la gente sin esperanza humana descubra la esperanza eterna a través de Cristo. El programa de atención a PWA (siglas en inglés de persona con sida) es una forma poderosa de mostrar el amor de Cristo de manera práctica en la comunidad y a veces esto puede conducir a testificar con naturalidad acerca de Jesús, nuestra motivación para la atención.

La atención física básica de los enfermos es una necesidad obvia que se debe satisfacer. La eliminación de estigmas, la normalización y la inclusión de la familia, los amigos y la comunidad también son necesidades obvias, aunque menos inmediatas. Se pueden satisfacer a muy bajo costo con visitadores voluntarios a domicilio, atentos y capacitados, los cuales a su vez reciben dirección y apoyo.

Los cuidados basados en la relación ofrecidos por los voluntarios abren de forma natural oportunidades para aumentar la concienciación y la comprensión más amplia sobre el VIH y el sida y sobre su transmisión y prevención. La prevención de la infección del VIH que se desarrolla en el contexto de la atención con frecuencia facilita las conversaciones sobre asuntos sensibles desde el punto de vista moral y social. Las personas cuyos amigos o familiares están infectados enfrentan la realidad de la enfermedad y por lo tanto tienden a escuchar y, por consiguiente, a pasar la información a otros. Para que en una organización de sida dé resultados la prevención, uno de los mejores puntos de entrada es la atención, que con frecuencia también brinda credibilidad a su trabajo.

Resumen de la atención

♦ La atención basada en la comunidad alcanza más personas.

♦ Las personas con sida a menudo prefieren recibir la atención en su propio hogar.

♦ Prepararse para atender a los que tienen diferentes enfermedades, no solo con VIH y sida.

♦ Las familias, los amigos, las comunidades y los voluntarios son un recurso de atención.

♦ Las comunidades se deben hacer cargo del trabajo y se les debe consultar desde el principio y durante toda la vida del programa.

♦ La atención en la comunidad brinda oportunidades de educación sobre la prevención.

♦ La atención basada en la comunidad es con frecuencia más barata que la atención hospitalaria.

♦ La atención debe ser integral: física, emocional, social y espiritual.

♦ La atención eficaz en la comunidad está más vinculada a otros servicios y funciona en coordinación con ellos, por ejemplo, con los hospitales de la localidad.

♦ Las comunidades poseen muchos recursos utilizables.

Resumen sobre el empleo de voluntarios

♦ Pregunte: ¿Cómo, dónde y hasta qué grado es adecuado el empleo de voluntarios?

♦ El criterio de la selección se debe establecer al inicio. La motivación es clave.

♦ La capacitación es relevante al inicio y durante todo el programa.

♦ La supervisión y el apoyo de los voluntarios durante toda la vida del programa.

♦ La participación en la planeación y en la toma de decisiones.

♦ Los parámetros claros para los voluntarios sobre lo que se espera y cuándo deben referir al personal asalariado.

♦ La supervisión regular del grupo y de los individuos y el apoyo a los voluntarios por parte de la organización. Las personas son nuestro recurso más grandioso y precioso.

Asuntos de consejería

♦ Una parte central de atención y prevención.

♦ La capacitación es crítica.

♦ Por lo tanto, lo son la supervisión y los límites claros, es decir, saber cuándo parar y a quién pasar los asuntos.

Caso práctico de prevención: ACET Uganda

El objetivo de todo trabajo de atención y prevención de VIH y sida debe ser la reducción de la diseminación del VIH. Este es el mayor reto para los que tienen un trabajo relacionado con el VIH: ¿está dedicando tanto esfuerzo y recursos en salvar vidas, como en cuidar a los afectados? Por ahora, solo tiene que salvar la vida de alguien y en los próximos diez años planear sus cuidados y atención. Debemos hacer todo lo posible por combatir este terrible problema. Los programas de atención, aunque se necesitan mucho, no son la respuesta por sí mismos a la diseminación del sida.

Sin embargo, cambiar la conducta es un reto real. Las campañas de concienciación y educación solas tienen un impacto limitado en la modificación de actividades de alto riesgo de los individuos. La información recibida por un individuo no significa necesariamente que entienda o desee cambiar su comportamiento.

ACET Uganda, bajo el presente liderazgo de David Kabiswa, ha desarrollado recursos eficaces utilizados ahora en toda África y aun más allá, en una zona de la India. Al igual que los miembros de su equipo colega ugandés, David no podía quedarse parado observando a los vulnerables, como los niños de las escuelas, las mujeres y los niños de la calle, estén cada vez más en riesgo de infección. Junto con el equipo de ACET Uganda ha desarrollado un programa de enfoque triple de comunicación para asistir a un cambio de conducta eficaz y sostenible.

A INFORMACIÓN:

La gente debe conocer los hechos. Esto se debe diseñar para satisfacer las necesidades individuales y locales. Debe ser capaz de llenar los vacíos de información y poner un fundamento para comprender los asuntos médicos, sociales, económicos, culturales y espirituales relacionados con el VIH y el sida. Sin embargo, los hechos por sí mismos rara vez cambian el comportamiento.

B IDENTIFICACIÓN:

Ayudando a los individuos a comprender las conductas de alto riesgo en las que quizá estén involucrados o que podrían estar.

Ayudar a la gente a hacer decisiones importantes sobre su estilo de vida y comprender las opciones y consecuencias de prácticas de la conducta en particular. Este método está en contraste con el «Método del Temor» de muchas campañas contra el VIH y el sida.

C Interacción:

Tras haber mostrado las opciones, el individuo entonces está alentado a pensar en todas las opciones. Estas se relacionan con habilidades de la vida que reducen la vulnerabilidad a la infección, favorecen relaciones satisfactorias y duraderas, teniendo responsabilidad personal por su comportamiento, confianza de hacer y vivir por sus propias decisiones y respetar el valor de los demás.

A medida que ACET Uganda desarrolló su trabajo de prevención de VIH y sida, pronto se hizo evidente que no se podía lidiar con el VIH y el sida en aislamiento y era necesario abordar el tema de la educación sexual general y, lo que es muy importante, el desarrollo de las relaciones de un individuo a través de su autoestima y un alto aprecio por los demás. Estas técnicas son críticas no solo para la prevención del VIH y sida, sino también para el desarrollo general de cada individuo.

ACET Uganda describe las técnicas de la vida como «la enseñanza formal e informal de habilidades requeridas para sobrevivir, vivir con los demás y tener éxito en una sociedad compleja. Ya no se puede suponer que estas habilidades se aprenden de manera automática ni que se pasan de este modo de una generación a otra, como era en el pasado» (Educación de técnicas de la vida para la conducta responsable entre adolescentes, ACET Uganda). Muchas enseñanzas culturales existentes quizá no preparen a las personas para nuevas presiones.

Por ejemplo, con el incremento de la urbanización, las personas enfrentan nuevas presiones económicas y sociales, a medida que se descomponen las estructuras sociales tradicionales. El desarrollo de las técnicas para la vida en las personas (en particular en los más vulnerables, como los jóvenes y las mujeres) los puede equipar para responder de manera más positiva a los desafíos que presenta la vida.

CÓMO SE APRENDEN LAS TÉCNICAS DE LA VIDA

ACET Uganda utiliza métodos de enseñanza interactivas para provocar que la gente piense y discuta sobre los asuntos que les afectan, ayudándolos a analizar situaciones que enfrentarán y sus respuestas.

La presión de los compañeros es muy eficaz en el desarrollo del pensamiento individual y la comprensión social. Esto puede ser tanto positivo como negativo. El papel del equipo de educación es desarrollar el pensamiento del grupo de compañeros que ayudará a reforzar y sostener una conducta positiva y saludable.

- Enfocarse en las discusiones en grupo.
- Debates y discusiones de panel.
- Películas, diapositivas y vídeos. «No espere que las películas hablen por sí mismas», pero que logren formar parte del estímulo para buenas discusiones.
- Cuestionarios.
- Conversaciones, no largas conferencias, sino cortas y que aborden asuntos contemporáneos.

Hay principios comunes para los educadores que se pueden emplear durante el proceso de aprendizaje:

- El asunto no es ante todo aumentar la concienciación, sino ayudar al cambio de conducta personal y comunitaria.
- La atención sobre los grupos vulnerables, en particular las mujeres y la gente joven. Investigar sus necesidades.

♦ Compromiso con la gente.

♦ Respeto al que escucha y sus puntos de vista.

♦ Aprendizaje cooperativo y no competitivo.

♦ Importancia de la educación de los compañeros.

♦ Métodos interactivos de aprendizaje.

♦ Tiempo de reflexión.

♦ Claridad del mensaje.

♦ Forjar relaciones.

♦ Capacitación de los demás para asistir en el proceso, por ejemplo, educadores de los compañeros.

El Evangelio: un marco para la vida

Para los cristianos que intervienen en la educación de técnicas de la vida, el evangelio puede entrar de manera natural cuando es adecuado, para muchos les ofrece un marco de vida. Son las buenas nuevas de Jesucristo las que pueden ayudar a las personas a enfrentar los desafíos de la vida. No siempre es apropiado ser evangelista, pero con frecuencia a los educadores se les pregunta de dónde reciben la fuerza y el propósito para enfrentar los desafíos de la vida y pueden testificar de manera legítima de su fe.

La integración de la prevención del VIH y el sida con otros asuntos

Dirigir la educación sobre la prevención de VIH y sida debe formar parte de una enseñanza más completa de técnicas de la vida. Los educadores de ACET Uganda han ganado credibilidad, en parte porque lidian con muchas otras presiones que enfrenta la gente. Para otras organizaciones como FACT, la participación de la atención de personas que viven con VIH y sida les ha dado la base y la oportunidad a fin de emprender la educación de la prevención.

Caso práctico de movilización de la iglesia: Hospital Chikankata

Una iglesia que sirve a la comunidad

Desde luego que es importante que la iglesia *sirva* a la comunidad local. Sin embargo, parte del servicio significa pasarle el poder y la participación en la toma de decisiones a la comunidad e incluso a las personas que viven con VIH y sida. El versículo central en el Evangelio de Marcos, capítulo 10 versículo 45, se describe a Cristo como un siervo: «Porque ni aun el Hijo del hombre vino para que le sirvan, sino para servir y para dar su vida en rescate por muchos». No solo un siervo, sino un siervo que dio su vida.

El hospital del Ejército de Salvación en Chikankata describe su trabajo de educación en «consejería comunitaria» como «una actividad expresada a través del diálogo, dirigida hacia una transferencia genuina de responsabilidad para la prevención, a partir del personal de salud y otros "ayudantes" interesados en los individuos, familias y tal vez, en lo que es más importante, las comunidades» (AIDS Management An Integrated Approach Campbell I.D, Williams G). Este enfoque de amplia interacción de la comunidad es esencial en el contexto del sida en las comunidades con altos índices de infección del VIH. La tarea de prevención es muy grande y las comunidades deben tener el deseo de cambiar. La instrucción sola no es suficiente. Necesitan educación, información y preparación de personas que respeten. La iglesia debe servir con objeto de movilizar a la comunidad.

La Palabra de Dios

Las dimensiones y la naturaleza moral de la epidemia han dejado molestos a muchos encargados de los programas con el lento avance en que la iglesia, las misiones y las organizaciones no gubernamentales [ONG] cristianas han respondido. El liderazgo de las iglesias es clave en la movilización de los programas de VIH y sida. Si el liderazgo de la iglesia permanece sin motivación o, lo que es peor, con prejuicios sobre la participación, se necesita invertir tiempo para ayudar a ejercer influencia en un cambio de actitud antes de la acción sostenible que se espera de una iglesia o un grupo.

Cuando se ha apoyado y alentado al liderazgo de la iglesia, los recursos en la iglesia se pueden movilizar con facilidad. La clave que aparece es el poder de la Palabra de Dios con el Espíritu Santo para motivar, cuidar y dar a la gente un marco para vivir. La atención cristiana debe seguir el modelo de Cristo, que no estuvo restringido a las necesidades físicas, sino que fue más allá, a sus necesidades emocionales, de relaciones y, por último, a las espirituales. Los cristianos tienen una oportunidad a través de la atención del sida y la educación de prevención de la infección por el VIH de expresar de forma práctica el amor de Cristo a los marginados, aunque también a todos en la comunidad que viven bajo la amenaza del sida.

Caso práctico de movilización de la iglesia: TAIP, Jinja, Uganda

Bajo el liderazgo del pastor Sam Mugote varios miembros de la Iglesia Liberación en Jinja, formaron un grupo para ofrecer atención física y espiritual a las personas en su comunidad que viven con VIH y sida. Se sintieron motivados por las muchas necesidades de sus vecinos y por el llamado de la Palabra de Dios de cuidar con sacrificio a los que están en necesidad, sin prejuicio y sin juzgarlos. El programa creció y alcanzó otras iglesias, viendo el impacto positivo sobre la vida de los individuos, la comunidad y la iglesia misma, pidieron formar parte del programa o que se les permitiera hacer una réplica de su trabajo.

La Iglesia Liberación formó el TAIP (The AIDS Intervention Programme [El programa de intervención de sida]) para capacitar y ayudar a las iglesias a responder a la epidemia en sus comunidades.

El objetivo de TAIP es asistir a las iglesias para desarrollar el apoyo sostenible de las personas que viven con VIH y sida. Las iglesias reciben el plan y la administración, manejo de programas tanto de atención como de prevención a través de un trabajo basado en voluntariado para sus comunidades inmediatas. La fundación de estos programas es la premisa espiritual de que los cristianos deben tomar iniciativas en la epidemia del sida.

Los encargados de poner en práctica el trabajo de atención y prevención son voluntarios individuales de las iglesias. La mayoría son personas sin preparación en atención formal de la salud, pero que se han capacitado para brindar la atención física básica que necesita la gente que vive con VIH y sida en sus hogares. Además, los voluntarios están capacitados para brindar consejería con la intención de satisfacer las necesidades emocionales tanto de las personas con sida como de sus familias. Asimismo, brindan consejo sobre asuntos de nutrición y otros servicios disponibles para los individuos y las familias. En el corazón de la provisión de esta atención práctica se demuestra el amor de Cristo.

En general, el equipo TAIP funciona con las iglesias que se acercan a TAIP en busca de dirección. Según lo expresa el pastor Sam Mugote, él ve el papel del TAIP como de ayuda a las iglesias «a fin de desarrollar el trabajo que las iglesias ya están haciendo», ese que se ocupa de la gente y del modelo bíblico para la vida. Mugote trabaja con muchas iglesias que encajan en esta descripción. Tanto es su profundo deseo de ver las necesidades de esos afectados por el sida que ayudará a cualquier iglesia a responder según sus posibilidades.

Las iglesias que buscan asistencia y son seleccionadas para recibir preparación poseen dos cualidades clave. Primera, ven la necesidad de las personas en su comunidad infectada por el VIH y el efecto que esto tiene sobre su familia y la comunidad. Segunda, la iglesia es activa en la proclamación verbal y práctica del evangelio, es decir, ha reconocido y ya está practicando una respuesta al llamado de la Palabra de Dios para decirle a la gente las buenas nuevas de Jesucristo en palabras y en acción. Estos son bloques estructurales fundamentales, sin los cuales es difícil comenzar un programa de VIH y sida. El papel de TAIP es ofrecer orientación de cómo puede una congregación dirigir su visión y técnicas para brindar atención eficaz y prevención.

Como se mencionó antes, la experiencia de TAIP es que una iglesia local debe mostrar evidencia de compromiso y acción práctica de la enseñanza bíblica antes mencionada. Desde este punto de partida, será más como un desarrollo natural de las iglesias con el propósito de establecer después una respuesta local a la epidemia del VIH.

El equipo de TAIP comienza por hacer una visita inicial a una iglesia para conocer al ministro, los líderes de la iglesia y cada miembro interesado en la congregación. Es importante que el liderazgo no solo esté de acuerdo en el desarrollo de un programa, sino que participe de forma activa en el trabajo. La iglesia puede satisfacer varios retos por lo cual hace falta el apoyo activo del liderazgo. Los voluntarios pueden enfrentar prejuicio y sin duda necesitarán apoyo regular y comprensión cuando se relacionen enfermos crónicos y su muerte. El equipo TAIP capacita a miembros motivados y seleccionados de las iglesias para que se conviertan en un Grupo de Acción de Apoyo (SAG, por sus siglas en inglés) para visitar a las personas con VIH y sida. Este grupo de voluntarios también está equipado para poder revisar sus actividades y apoyarse el uno al otro mediante las reuniones regulares.

El énfasis de la capacitación de TAIP y de los voluntarios del grupo de acción de apoyo es desarrollar las relaciones con los individuos. Esto satisface una de las necesidades centrales de la gente, a fin de que se den cuenta que los aman y que son valiosas, y es desde esta base de apoyo emocional que se logran suplir los otros elementos de atención.

Cabe destacar que la experiencia del TAIP ha sido que la movilización de una iglesia puede tomar entre seis y dieciocho meses mientras se seleccionan los voluntarios, se preparan y se aplican las enseñanzas prácticas entre las sesiones de capacitación. A esta capacitación le sigue entonces la supervisión, el apoyo y la actualización de las visitas de preparación por parte del TAIP. Otro factor importante en el desarrollo del programa de la iglesia es el vínculo claro y la comunicación con la comunidad local. La comunidad debe estar de acuerdo con la iniciativa y hacerla suya, y esto a menudo requerirá tiempo y recursos dedicados a desarrollar relaciones, incluso a prepararlos en el desarrollo de encuestas y planeación con las comunidades.

La experiencia del TAIP y de otras organizaciones muestra que los proyectos basados en voluntariado se pueden desarrollar con menos dificultad en zonas rurales en comparación con las urbanas. La principal razón de esto es la disponibilidad de voluntarios con tiempo para cuidar personas que no están con sus familias. En las zonas urbanas con frecuencia hay estructuras familiares reducidas y la necesidad de ganar un salario puede restringir en gran medida el tiempo que los voluntarios pueden ofrecer. Una solución ha sido movilizar a los que tienen tiempo disponible. Además, la preparación se ha concentrado en la capacitación de las familias para brindar más de la atención que necesita la gente que vive con VIH y sida.

En TAIP se comprobó que un programa desarrollado de manera natural por una iglesia local provocó que otras iglesias captaran la visión.

RESUMEN DE LA MOVILIZACIÓN DE LA IGLESIA

1. El estilo de vida bíblico de los miembros de la iglesia debe estar en evidencia.

2. El líder debe ser de apoyo y participar.

3. Calidad y capacitación pertinente.

4. Apoyo regular para los voluntarios.

5. Énfasis en el desarrollo de relaciones con personas con sida y la comunidad.

6. Incluir apoyo para las familias.

7. Puede tomar hasta dieciocho meses desarrollar un programa eficaz.

8. Claro vínculo y comunicación con la comunidad local.

9. Más difícil de desarrollar en zonas urbanas.

Los siguientes textos bíblicos son utilizados por TAIP. Vemos su relevancia por ahora, sobre todo para los infectados y afectados por el VIH y el sida.

LLAMADO A CUIDAR

2 Corintios 1:3-4:

«Alabado sea el Dios y Padre de nuestro Señor Jesucristo, Padre misericordioso y Dios de toda consolación, quien nos consuela en todas nuestras tribulaciones para que con el mismo consuelo que de Dios hemos recibido, también nosotros podamos consolar a todos los que sufren».

Hemos recibido mucho de Dios y tenemos la responsabilidad de llegar a otros con una compasión práctica y bondadosa.

EL EJEMPLO DE JESÚS

Marcos 1, versículos 40-45:

Un hombre que tenía lepra se le acercó, y de rodillas le suplicó:

—Si quieres, puedes limpiarme.

Movido a compasión, Jesús extendió la mano y tocó al hombre, diciéndole:

—Sí quiero. ¡Queda limpio!

Al instante se le quitó la lepra y quedó sano.

Tal vez no podamos tocar a la gente y curarla, pero aquí vemos que Jesús se llenó de compasión por una persona que en los tiempos del Nuevo Testamento no solo sufría de una enfermedad, sino de prejuicio y rechazo por parte de la comunidad. A los leprosos los veían como que tenían una maldición, pero Jesús habló con este hombre y lo tocó.

EL LLAMADO A NO JUZGAR

Juan 8 versículos del 2 al 11. La mujer sorprendida en adulterio, y la actitud de juicio de los líderes religiosos de esa época. El versículo 7 dice:

«Aquel de ustedes que esté libre de pecado, que tire la primera piedra».

Nadie lo hizo, ni Jesús que estaba libre de pecado. ¿No debemos seguir este ejemplo y mostrar compasión, sin juicios ni prejuicios contra las personas que tienen VIH, ya sea que hayan o no contraído la infección inocentemente?

EL LLAMADO A SERVIR DE MANERA PRÁCTICA Y SACRIFICIAL

Lucas 10 versículos 25 a 37. La parábola del Buen Samaritano.

Un samaritano mostró misericordia hacia un hombre, que es muy probable que fuera judío. El samaritano dio tiempo, su burro, sus medicamentos y el dinero para atender al hombre lesionado, mostró misericordia; Jesús nos dice «Anda entonces y haz tú lo mismo», versículo 37.

El llamado de abogar por los marginados y cuidarlos

Isaías 1 versículo 17.

> «¡Busquen la justicia y reprendan al opresor! ¡Aboguen por el huérfano y defiendan a la viuda!»

> El lenguaje es fuerte, activo y basado en la acción.

La iglesia tiene un mensaje que ofrece el marco para la vida

La prevención del sida debe ser parte de una enseñanza más amplia de las técnicas de la vida que prepara a los individuos para desarrollarse y contrarrestar presiones, incluidas las que conducen a la mayor vulnerabilidad a la infección de VIH. La Palabra de Dios ofrece el marco para la vida y para la esperanza; la iglesia está obligada a hablarles a los demás. Esto incluye asistir a los miembros de las comunidades para desarrollar una conducta segura capaz de prevenir la diseminación del VIH.

El equipo del sida de la AIC (Africa Inland Church) en Kenia ha desarrollado, con gran beneficio, materiales que utiliza la Biblia como guía en la prevención de VIH y sida, educación sexual y desarrollo de relaciones. Utilizando materiales de otras partes de África, y «sin reinventar la rueda» han trabajado no solo con las iglesias locales, sino con sus escuelas asociadas y, lo que es muy importante, con universidades teológicas, donde los líderes de la iglesia del mañana están equipados con técnicas y recursos basados en la Biblia.

GENTE DE ORACIÓN

Efesios 3 versículos del 14 al 21 incluye un versículo donde Pablo ora que «por medio del Espíritu y con el poder que procede de sus gloriosas riquezas, los fortalezca a ustedes en lo íntimo de su ser». La oración por las personas infectadas y afectadas es esencial. Y el apoyo en oración para los que trabajan en ese campo es fundamental. Este trabajo es extenuante desde el punto de vista físico, emocional y espiritual, así que la ayuda de Dios es necesaria en cada paso del camino.

CASO PRÁCTICO DE RESPUESTA DE LA COMUNIDAD AL VIH Y SIDA: HOSPITAL CHIKANKATA EN ZAMBIA

Con la llegada de la epidemia de VIH y sida en el sur de Zambia, la respuesta del Hospital de Chikankata (Ejército de Salvación) fue desarrollar salas específicas de sida y una comunidad comprensiva y servicios de prevención. Sin embargo, pronto se hizo aparente que había demasiadas personas para manejar los servicios de pacientes internos, y que muchas de las necesidades se debían satisfacer y lograr con los servicios de atención basados en la comunidad. Por lo tanto, en 1987 se estableció un programa de Atención Domiciliaria [HBC, por sus siglas en inglés], asociado al diagnóstico hospitalario, consejería, educación y tratamiento.

Este programa permitía la atención de las personas en sus propios hogares, y creó oportunidades para capacitar a las familias en la atención de las personas que viven con VIH y sida y comentar la educación y la prevención del sida con las familias y la comunidad más amplia. Los equipos domiciliarios son multidisciplinarios e incluyen enfermeras comunitarias, nutricionistas y consejeros.

El programa de atención domiciliaria en Chikankata pronto se desarrolló como un programa integral para atención del VIH y sida que incluía: consejería en el hospital, escuelas de educación de sida, programas de apoyo infantil y programas de asistencia técnica para otras organizaciones. Chikankata ha desarrollado un enfoque diverso pero integrado a fin de apoyar a la comunidad local en el combate del VIH y sida. Los programas que se han desarrollado están diseñados para satisfacer las necesidades de diferentes secciones de la comunidad.

Las comunidades locales en cooperación con el hospital de Chikankata han desarrollado programas de gran éxito que les brindan atención a personas infectadas con VIH.

Estos programas basados en la comunidad pertenecen a la comunidad que se beneficia de los servicios, no a las aspiraciones de una ONG ni una institución de atención de la salud. La comunidad no está necesariamente restringida a una zona geográfica, sino que el término de «basado en la comunidad» denota que lo posee la comunidad local. El resultado del vínculo entre la atención del hogar, la prevención y el desarrollo comunitario general ha sido una inversión en una comunidad que no se lograba con tanta facilidad mediante la atención de pacientes hospitalizados. Además, la atención domiciliaria probó ser cincuenta por ciento más barata que la atención de pacientes ingresados. No obstante, la obtención de estos ahorros requiere de buena planificación y administración. La atención basada en la comunidad todavía tiene muchos costos vinculados que incluyen la preparación y el apoyo de los voluntarios.

La atención integral, por la cual se satisfacen las necesidades físicas, sociales, espirituales, económicas y sicológicas tanto del individuo como de la comunidad, es de vital importancia para el equipo en Chikankata. Estas necesidades diversas solo se satisfacen mediante el trabajo con quienes contribuyen a una comunidad, es decir, los individuos, las familias, las comunidades, las instituciones gubernamentales y las ONG trabajando juntas.

Sin embargo, las expectativas de muchos en las comunidades de la zona de Chikankata estaban cifradas cada vez más en que el hospital, y no ellos mismos, iba a satisfacer sus necesidades. Y no solo las relacionadas con el VIH y el sida, sino las concernientes a otros aspectos de sus vidas, como la generación de ingreso, producción de alimentos y escuelas.

La administración del hospital reconoció que el empleo de equipos asalariados de atención comunitaria basados en el hospital era caro y que era cada vez más incapaz de satisfacer la creciente carga de trabajo a medida que aumentaba el predominio del VIH. Un administrador dijo que la estructura de la salud de la comunidad se estaba usando como un «Esquema de supervisión del vecindario» que la comunidad utilizaba para pedir ayuda sobre una gran variedad de asuntos de la comunidad.

La respuesta de la administración del hospital fue reunirse con las comunidades y líderes locales y expresar sus preocupaciones debido a que no podían continuar satisfaciendo todas las demandas que se les impusieron. El resultado fue el desarrollo de los Equipos de Cuidado y Prevención (ECP) que realiza la comunidad y no el hospital.

LOS EQUIPOS DE CUIDADO Y PREVENCIÓN TIENEN LOS SIGUIENTES COMPONENTES:

♦ La comunidad elige a los miembros del comité del ECP.

♦ El ECP no solo dirige los asuntos de salud, sino los de desarrollo general.

♦ A los individuos clave de la localidad se les invita a formar parte del comité, por ejemplo, trabajadores de salud voluntarios, mujeres y hombres de negocios.

♦ A la iglesia local no se le obliga a unirse, y se le alienta a aceptar la responsabilidad de siervo, más que un papel de liderazgo basado en la autoridad. Ser un siervo es estar muy por debajo del que servimos, para mostrar el amor sacrificial de Cristo.

♦ El personal de base del hospital trabaja como miembros de equipo.

Los ECP trabajan con sus comunidades para destacarlos y clasificarlos de acuerdo con su importancia percibida. A esto le sigue una identificación de recursos disponibles: ambiente (agua, carreteras, árboles, tierra fértil), servicios (hospitales, clínicas, donantes, bancos, escuelas, ONG) y recursos humanos (maestros, granjeros, políticos, individuos comprometidos). La escasez de dinero no significa escasez de otros recursos.

♦ Los ECP y la comunidad se ponen de acuerdo en cuanto a la estructura administrativa y el plan de acción a fin de proveer la mayor parte de los recursos y actividades requeridas para responder a la comunidad.

♦ La comunidad selecciona a un individuo influyente de la localidad o alguien en particular comprometido, de modo que actúe como el principal motivador y persona de enlace.

♦ El ECP negocia entonces con el personal del hospital para ponerse de acuerdo en cuanto a la asistencia que puede ofrecer el hospital para apoyar los esfuerzos de la comunidad. Esto podría incluir evaluación y supervisión regular.

♦ Sobre todo, la estrategia del ECP anima a la comunidad a que asuma la responsabilidad de la atención de miembros compañeros de la comunidad que son enfermos crónicos (no solo los infectados con el VIH o enfermos de sida). Además, la atención no se restringe a los enfermos, sino a los afectados por las enfermedades, o sea, a sus dependientes, con mayor frecuencia los niños y los padres ancianos.

♦ El ECP no solo tiene que ver con brindar atención a los de VIH y sida, sino también en su prevención. Y se enfocan en el cambio de conducta. A medida que se da atención a los individuos, las oportunidades de aumentar la concienciación y luego dirigir el problema subyacente de cambio de conducta en las vidas de los individuos y las comunidades (véase más adelante).

Dapheton Siame, un miembro del equipo de administración de Chikankata, dijo:

> «Esta no es una nueva forma de trabajar, sino de hallar otra vez nuestras viejas formas de trabajo [comunitario]».

Dapheton y los demás miembros del equipo de Chikankata están comprometidos del todo a brindar una respuesta cristiana a las comunidades afectadas por sida, el cuidado incondicional de Cristo. Y esto, la actitud de cuidado incondicional semejante a la de Cristo, los ha visto servir a la comunidad y trabajar en total cooperación con las comunidades, de tal manera que juntos combaten el sida.

POR QUÉ EL SIDA ES UN ASUNTO MAYOR DE DESARROLLO

El sida contribuye a la pobreza y es un producto de la pobreza. Golpea en su mayoría a los activos sexuales, que muy a menudo son también activos en lo económico: los campesinos para subsistir, los trabajadores de fábricas, los profesionales urbanos o las madres y los que cuidan ancianos.

Por lo tanto, el VIH y el sida impactan todos los aspectos del desarrollo de la educación y los derechos de las mujeres hasta los programas de desarrollo económico. Hay una necesidad de programas de VIH y sida para investigar y actuar en el contexto con el que trabajan. Asimismo, no se deben pasar por alto otros programas de desarrollo de VIH y sida y el impacto devastador y destructor que puede tener sobre sus proyectos. Lo que se llama para ser un enfoque integrado.

Enfoque integrado a VIH y sida

Por ejemplo, los encargados de la preparación a las parteras tradicionales o a los que trabajan en la irrigación pueden destacar la necesidad de dirigirse al asunto del VIH y sida. También existe la necesidad de que los programas de VIH y sida tengan integración interna, a fin de enfocar todo el asunto en el caso de cada persona que se ayuda. Dar atención práctica nada más solo satisface las necesidades físicas de la gente. También hay necesidades emocionales muy reales cuando la gente sufre el prejuicio y el rechazo, y las necesidades espirituales dado que se enfrentan a la muerte. Por lo tanto, la atención y el cuidado deben ir junto con consejería efectuada por trabajadores bien preparados y de apoyo.

Consultar, escuchar y actuar sobre las necesidades de las personas que viven con sida. Son ellos los que están en mayor necesidad y los que pueden tener conocimientos profundos para un trabajo de programas. Necesitan estar integrados por completo en el desarrollo del programa.

La atención integral por la cual se satisfacen las necesidades físicas, sociales, espirituales, económicas y sicológicas, tanto de los individuos como de la comunidad, es de vital importancia para la mayor eficacia de los programas de sida. Estas necesidades diversas solo la logran satisfacer los individuos afectados, las familias, las comunidades, las instituciones gubernamentales y otras ONG trabajando juntos de una manera integrada.

Defensa

La defensa con frecuencia es una nueva actividad de las iglesias y las ONG (organizaciones no gubernamentales) cristianas contra el sida, muchas de las cuales han sentido antes que es mejor evitar la arena política y concentrarse en la atención y la prevención.

Sin embargo, cada vez más iglesias y ONG descubren que deben actuar como abogados para las personas y las comunidades afectadas por el sida. Hay asuntos de justicia con una ausencia de otros que hablen en su nombre. Muchas iglesias y ONG cristianas están actuando como abogados para los enfermos cuando buscan mejor atención de la salud de clínicas. Aun así, esto no conduce en realidad a estrategias planeadas de cómo responder a otras necesidades de abogacía.

ASUNTOS PARA ABOGAR

◆ Desarrollar relaciones con organizaciones y personas clave.

◆ Tratar de no hablar a nombre de las personas y comunidades con sida a menos que estén de acuerdo.

◆ Facilitar las reuniones entre los grupos marginados y las personas de poder.

◆ Ser conscientes de que los prejuicios y los temores son a menudo fuertes y tomará tiempo cambiarlos.

◆ La defensa se presenta en muchos niveles, locales y nacionales. Desde abogar en una clínica local hasta con los líderes nacionales de la iglesia creando el adecuado ambiente nacional para abogar por otros a niveles más locales.

CASO PRÁCTICO DE HUÉRFANOS: BETHANY TRUST, ZIMBABUE

Una de las consecuencias que más desgarran el corazón y tiene mayor impacto social de la epidemia de sida es el número de huérfanos y en muchos casos el incremento de hogares donde el jefe de la familia es un niño. La responsabilidad del ingreso y el cuidado, a veces no solo de sus hermanos sino de sus padres enfermos y abuelos ancianos, está cayendo cada vez más sobre los hombros de los niños.

Al ayudar a los huérfanos, no es práctico y rara vez es adecuado restringir la ayuda a los que han perdido a sus padres debido al sida. Es conveniente ser tan incluyente como sea posible con los huérfanos por otras causas, es más, con cualquier niño que esté en necesidad, independientemente de si son huérfanos o no. Con mucha frecuencia los niños deben apoyar a los padres enfermos y actuar como sus cuidadores. Ofrecer dinero para la escuela solo a los niños afectados por el riesgo de VIH y sida crea un desequilibrio en la comunidad y una cada vez mayor estigmatización y prejuicio.

También es importante que los programas de apoyo a los huérfanos siempre miren a un término futuro más prolongado: ¿serán capaces de mantenerse cuando crezcan? ¿Lograrán desarrollar las comunidades su propia capacidad a fin de ayudar de una manera sostenible, sin fondos externos?

El principio de fortalecimiento de la comunidad local para atender a sus huérfanos ha sido central para el trabajo de Bethany Trust en Zimbabue. Fundado por Susie Howe, una enfermera especialista en VIH de varios años, trabajaba en Zimbabue y se sintió atraída a trabajar con los cristianos de la localidad con el propósito de brindar atención sostenible a los huérfanos en sus comunidades. A las iglesias locales y los cristianos se les anima y prepara para equipar las comunidades a fin de atender las cifras crecientes de niños en necesidad.

Bethany empezará discutiendo con las comunidades y sus huérfanos las necesidades, preocupaciones y posibles soluciones que la comunidad logra identificar en los desafíos que enfrentan. Entonces capacitan a los voluntarios para brindar apoyo emocional y práctico a los huérfanos. Esto incluiría orientación para plantar cultivos hasta ayuda para hacerlos crecer. Hablan con los niños, los escuchan y luego hablan por ellos cuando se requiere.

Sin embargo, este trabajo no está restringido a los niños que son jefes de familia, sino también para ayudar a las familias que han sufrido la pérdida de un padre. Esto es en particular crítico para el apoyo del número creciente de abuelos que ahora actúan cómo único sostén para cuidar a sus nietos.

Al permitir a las familias y a las comunidades cuidar de los huérfanos y no enviarlos a los orfanatos donde pueden llegar a ser estigmatizados (sobre todo si en la puerta tiene un cartel de «Orfanato de sida»), los niños ganan mucho. Mantienen su sentido de permanencia a una familia y a una comunidad. Esto con frecuencia no solo ha demostrado ser beneficio para los niños desde el punto de vista emocional, sino también desde el punto de vista práctico, ya que reciben apoyo en el presente y aprenden habilidades relevantes para sobrevivir a largo plazo en su zona del hogar.

[Una metodología similar se ha repetido en Chikankata. El hospital ahora se está alejando de dar dinero para escuela a los huérfanos individuales y se está dirigiendo hacia el apoyo del desarrollo económico de las comunidades locales, y cuando se hacen las donaciones, son para la escuela, no solo para los individuos. Estas nuevas iniciativas no se titulan específicas de sida, sino CHIN, Children in Need (Niños en Necesidad). Esta es una respuesta dirigida por las comunidades locales, que busca la asistencia de todos los niños en necesidad, no solo de los huérfanos. Es un enfoque integrado que moviliza a las comunidades y fortalece los lazos entre los niños y su comunidad. Esto reduce la estigmatización de los huérfanos y, en particular, los huérfanos que perdieron a sus padres debido al sida].

En el pasado, la gente construía orfanatos como una respuesta a las necesidades de los huérfanos. No obstante, el Proyecto Bethany ha alentado y capacitado a las comunidades a un grado tan eficaz que en cinco años ha movilizado la atención de más de seis mil huérfanos nada más en el centro urbano de Zvishavane. Los orfanatos se pueden ver como la última red de seguridad, pero antes de llegar a ese punto hay que fortalecer la familia existente y las estructuras comunitarias.

Sin embargo, cada situación es diferente y en algunas comunidades otras formas de apoyar a los huérfanos han tenido mucho éxito y se han desarrollado en la localidad de maneras sensibles y adecuadas.

RESUMEN DE LA RESPUESTA A LOS HUÉRFANOS

♦ Incluir a los huérfanos y escucharlos.

♦ Fortalecer las familias y las comunidades.

♦ Apoyar a todas las familias en necesidad, no solo a los afectados por el VIH y el sida.

♦ Tratar siempre que sea posible de mantener a los niños en sus comunidades.

♦ Brindar técnicas que sostendrán a las familias, es decir, agricultura y actividades de generación de ingreso.

REFUGIADOS

Se ha visto que el VIH y el sida se extienden con mayor facilidad en tiempos de inestabilidad cuando las prácticas sociales que con frecuencia protegen a los individuos se afectan o se destruyen del todo. Esto incluye las prácticas sexuales con protección. A principios de 2002 había un estimado de quince millones de refugiados en el mundo. Tres cuartos de ellos en África y ochenta por ciento eran mujeres y niños. Además había una cifra desconocida de personas desplazadas a las que obligaban a salir de sus hogares, pero que no habían cruzado las fronteras de los países.

El VIH se puede diseminar en tiempos de crisis sociales y su impacto es mayor en los países en desarrollo, los países menos preparados para combatir la crisis.

En situaciones de emergencia de movimientos de masa, el VIH con frecuencia parece menos importante que el alimento, el refugio, el agua, la atención de salud de emergencia y la seguridad. Sin embargo, ¿cuáles son los efectos a largo plazo de no priorizar los riesgos de la transmisión del VIH? Los trabajadores de ayuda deben hacerse la pregunta: ¿son los desplazados los de mayor riesgo de infección por VIH y se debe satisfacer esta necesidad al mismo tiempo que los problemas de corto plazo de seguridad, refugio y nutrición?

ALIVIO DE LA POBREZA Y ACTIVIDADES DE GENERACIÓN DE INGRESO

Donde hay pobreza, el sida le sigue de cerca. Y la evidencia es que el sida crece en zonas de pobreza. El distrito de luz roja de Mumbai, India, está lleno de niñas VIH positivas cuyas familias golpeadas por la pobreza las vendieron a los dueños de prostíbulos. Las Actividades de Generación de Ingreso (AGI) puede ser una intervención eficaz para el apoyo de familias individuales, programas e instituciones, pero se deben hacer con cuidado y habilidad, sobre todo en el contexto del VIH y el sida.

Es importante considerar las habilidades de los enfermos de sida en relación con otro estatus de salud. Se debe recordar que un individuo no siempre puede trabajar en AGI debido a su salud precaria, y que quizá sea necesario abastecer las AGI con donaciones de ayuda. Además, las AGI que incluyan a las familias y a las comunidades de apoyo ayudarán a que las AGI se sostengan durante períodos en los que la gente está demasiado enferma como para desempeñar una actividad completa.

La integración de la gente que no es VIH positiva, o de los que su estatus de VIH no se conoce en una actividad económica puede también ser una oportunidad para aumentar la aceptación y la integración en la comunidad local de personas con sida.

Asuntos para las Actividades de Generación de Ingreso

♦ Es esencial la experiencia previa de administración de AGI.

♦ Las habilidades requeridas son muy específicas y críticas para evitar el malgasto de dinero y causar desilusión.

♦ La actividad debe ser viable, y debe haber un mercado y técnicas disponibles. Buscar ayuda de un experto con experiencia a fin de probar estos asuntos.

♦ Las actividades a menudo se han centrado en las mujeres, lo cual puede conducir al incremento de la carga sobre ellas más que a la independencia. Como sucede con cualquier programa, cada paso de la planificación e implementación se debe analizar con detenimiento. De nuevo, un consejero externo con experiencia pertinente puede ayudar.

La necesidad de buena administración

Para que el trabajo de todo tipo sea eficaz, hay una necesidad fundamental de buena administración. Sin una buena administración las necesidades de la comunidad no se escucharán y se desperdiciarán los voluntarios motivados y las habilidades de los profesionales.

La administración incluye muchos elementos, aunque dos posibles subdivisiones son: liderazgo y organización.

Organización

La información es importante en cada fase del programa. Para comenzar con esta investigación y evaluación de las necesidades de la comunidad en donde uno desea operar, se dará la información básica para formar un plan y desarrollar una estructura organizativa. La obtención continuada de información permitirá la supervisión y el desarrollo del trabajo.

Asuntos de investigación

1. ¿Qué dice la comunidad que se necesita?

2. ¿Qué quieren los que tienen sida?

3. ¿Qué evidencia hay para esto?

4. ¿Qué recursos hay disponibles en la comunidad? ¿Se requieren otros recursos? ¿Cómo se van a obtener?

5. ¿La iglesia o la organización quieren satisfacer las necesidades identificadas? ¿Concuerdan con la cultura de la organización?

6. ¿La organización tiene la capacidad en términos de personal, estructura y recursos de trabajar con la comunidad para combatir el sida y otros asuntos de desarrollo?

7. ¿Hay otras organizaciones que ya están haciendo todo o parte del trabajo? Si así es, ¿por qué crear otra organización? ¿No será que se están desperdiciando preciosos recursos? ¿O puede trabajar en cooperación para lograr mayor eficacia?

8. Visite otros proyectos, utilice los materiales y métodos ya probados. ¿Por qué reinventar la rueda?

Planificación

1. Una vez identificada las respuestas a lo antes mencionado es importante establecer objetivos con indicadores clave, es decir, cuantificar el progreso. Use objetivos específicos, mensurables, alcanzables, pertinentes y de duración limitada.

2. De nuevo, los afectados, la comunidad, el personal y los voluntarios deben participar.

Supervisión

1. La información se debe obtener y revisar con regularidad a fin de supervisar el éxito o fracaso del logro de las metas.

2. El fracaso al intentar de enfrentar ciertos objetivos no significa que el programa no tenga éxito, sino que tal vez se deban modificar algunas metas. Esto debe llevarse a cabo en consulta general con el personal, los voluntarios y la comunidad. Lo importante es la eficacia del trabajo, no las metas fuera de fecha.

3. Se deben celebrar también las reuniones de análisis con los que reciben el servicio, la comunidad, así como con otros trabajadores de la zona.

Estructura organizativa

1. Se debe preparar una estructura organizativa y lograr que la conozcan todos en la organización. La gente se beneficia del conocimiento de los encargados.

2. Si se va a recurrir al empleo de voluntarios, hay que asegurarse que estén motivados.

3. El personal empleado debe tener habilidades y experiencia pertinente.

4. La capacitación inicial pertinente es crítica a la que le debe seguir actualizaciones regulares.

5. Todo el personal, ya sea asalariado o voluntario, debe tener una estructura de apoyo y recibir evaluaciones regulares, con la oportunidad de comentar y aportar al desarrollo de la organización.

6. Administración financiera clara y abierta.

Liderazgo

CUALIDADES EN EL LIDERAZGO

Como se mencionó antes, las respuestas más eficaces de las ONG al sida y VIH han sido por las organizaciones que no solo procuran cooperar con la comunidad, sino servir. Este servicio a los demás debe ser central en el liderazgo. Es probable que un líder que es humilde y modelo de servicio produzca un equipo y una organización que sirva a los demás.

1. Cuando se seleccionen líderes y administradores, es conveniente buscar experiencia en la administración y el liderazgo: ¿son eficientes en la movilización de los demás para lograr algo eficaz?

2. Un líder debe enfocarse en el desarrollo de relaciones de calidad. Las relaciones dentro y fuera de la organización, con los líderes comunitarios, las personas con sida, las organizaciones. Las buenas relaciones con el personal pueden ser la base para el desarrollo de un equipo eficiente, el aprendizaje de nuevas oportunidades y el aprendizaje sobre frustraciones y barreras de la eficacia. Por último, el líder y la organización son dependientes de todo el equipo.

3. Las buenas relaciones permitirán a un líder influir por el bien y reducir la necesidad de dirección excesiva del personal.

4. En su lugar, un líder estará facilitando las técnicas y la motivación de las personas para que se utilicen de manera eficaz.

5. Hay una necesidad de visión por parte del líder: visión clara y comprensible para los demás.

6. El líder debe tener empatía. La capacidad de ponerse «en los zapatos» de la gente que dirigen.

7. Una capacidad de entender (escuchar y reflexionar) y que le entiendan (comunicarse bien).

8. Un líder administrativo requerirá responsabilidad de su personal, que también debe rendir cuentas a una junta de control o comité.

Por último, en todo el liderazgo cristiano debe haber cualidades visibles de estar centrados en Cristo, del pensamiento bíblico, la humildad, la integridad y la actitud de servicio. Estas cualidades son más importantes que cualquier habilidad técnica o experiencia específica en el trabajo de VIH y sida. Estas personas pueden ayudar a facilitar que las comunidades y los individuos respondan a la crisis de VIH y sida.

Tiempo de actuar

Las listas como la anterior pueden hacer que la gente no se sienta calificada o que no tenga nada que puedan hacer por sí mismos.

Lo MÁS importante de todo es HACER ALGO. Como dije antes, no cuesta nada atender, y no hace falta una organización para ir y visitar a un vecino en necesidad, o hablar con sus parientes sobre los riesgos del VIH, o de hecho, prestarle a alguien este libro o participar en un programa ya existente.

La batalla contra el sida no se ganará con grandes programas. Se ganará cuando millones de hombres y mujeres comunes y corrientes en todos los países se levanten como un movimiento de masas, determinados a tomar en serio el sida y a distinguirse de verdad. Para los que pertenecemos a Cristo, tenemos un mensaje de fuerza y esperanza así como de salud e integridad.

No se puede cambiar a todo el mundo, pero hoy usted puede cambiar en alguna parte el mundo de alguien.

«Para obtener una lista de organizaciones útiles y enlaces Web así como otros recursos, por favor consulte en ACET International Alliance: http://www.acet-international.org».

ACET International

Alliance

ACET International Alliance es una comunidad creciente de programas independientes de sida en muchas partes del mundo, que comenzó en Gran Bretaña bajo el nombre de ACET en 1988. ACET son las siglas en inglés de AIDS [sida], Care [Atención], Education [Educación] y Training [Capacitación] y la fundó el doctor Patrick Dixon. Los miembros de Alliance están unidos en un objetivo común para ver una respuesta cristiana eficaz al sida:

♦ Atención compasiva e incondicional para los afectados por el VIH y el sida.

♦ Prevención para salvar la vida respetando y exaltando las enseñanzas históricas de la iglesia.

♦ Capacitación eficaz con un enfoque integral al desarrollo personal y comunitario.

Alliance [Alianza] consiste de:

♦ Centros de Recursos Nacionales: centros de excelencia que buscan de manera activa ser un aliento y recurso para otros en diferentes partes del mundo que poseen los mismos valores y visión.

♦ Programas de Socios: organizaciones que ofrecen servicios relacionados con el sida.

♦ Socios de desarrollo: organizaciones internacionales que actúan como recursos para diferentes partes de la alianza.

Alliance es una red de organizaciones que cooperan entre sí, en lugar de una organización patrocinadora, no tiene una gran administración central y no hace donaciones centrales.

El trabajo principal lo llevan a cabo los Centros Nacionales de Recursos, programas con sede en países como Inglaterra, Escocia, Irlanda, India, Uganda, Tailandia, la República Checa y Eslovaquia.

El Nuevo Programa de Socios se unió a Alliance sobre la recomendación de un Centro Nacional de Recursos ya existente, tras un período de trabajo conjunto. Los miembros se comprometen a la acción eficaz en el campo de sida, y ponen a la disposición sus experiencias y recursos hasta donde sea posible.

Para obtener mayor información sobre Socios Internacional de ACET cerca de usted y los que hace la alianza, así como las últimas noticias sobre el VIH, paquetes de acción y muchos otros materiales útiles están disponibles en el sitio Web:

http://www.acet-international.org
Correo electrónico:
isdoxon@dircon.co.uk

Operation Mobilisation

Operación Movilización

(OM)

Operación Movilización se complace en la publicación conjunta y el patrocinio de esta edición, y está comprometido por completo a procurar que las iglesias de todas partes tengan una respuesta de compasión, cuidado y respuesta práctica a todos los afectados por el VIH y sida, así como ayudar a salvar vidas.

OM se fundó por George Verwer, cuya energía, originalidad y desafío a la disciplina y la evangelización mundial impactó a tantas personas. El énfasis de «Capacitarse mediante la acción» fue una característica central de los muchos equipos que surgieron en diferentes partes del mundo. La visión y final compra de barcos de misericordia puso a OM en el mapa más que cualquier otro factor solo.

En la actualidad, OM es un ministerio global y dinámico con un personal de casi tres mil miembros a tiempo completo en más de ochenta países. Está comprometido para trabajar en sociedad con iglesias y otras organizaciones cristianas por el propósito de la misión mundial. Los diferentes ministerios de OM brindan oradores a las iglesias, conferencias y seminarios, preparación de calidad en todas las formas de la evangelización, el liderazgo y el cuidado pastoral y una riqueza de recursos, que incluyen vídeos, libros, materiales de presentación y tarjetas de oración.

http://www.om.org

http://www.ombooks.org

http://www.omegamusicindia.com

Sobre el autor

Patrick Dixon es autor de doce libros que incluyen *The Truth about AIDS* [La verdad sobre el sida], *El Sida y Usted*, *Out of the Ghetto and into the City* [Fuera del gueto y dentro de la ciudad], *Signs of Revival* [Señales de resurgimiento], *The Truth about Drugs* [La verdad acerca de las drogas], *The Genetic Revolution* [La revolución genética], *The Truth about Westminster* [La verdad sobre Westminster], *The Rising Price of Love* [El alza del precio del amor] y *Futurewise* [Rumbo al futuro].

El Dr. Dixon estudió medicina antes de especializarse en la atención de personas en fase terminal de cáncer y luego de sida. Tras la publicación de *The Truth about AIDS*, inició la organización dirigida a la educación y capacitación para la atención del sida ACET (AIDS Care Education and Training) en junio de 1988 como una respuesta cristiana nacional e internacional al sida. El Dr. Dixon fue director ejecutivo hasta 1991 y en la actualidad ayuda a dirigir una red internacional de iniciativas conocida como ACET International Alliance. Pertenece también a Patron of Hope HIV, un programa para la adopción de huérfanos por sida.

El Dr. Dixon es presidente de Global Change Ltd, una compañía de consulta y pronóstico de tendencias, es comentarista frecuente en los medios de comunicación en todo el mundo y consejero de muchas corporaciones grandes sobre asuntos tales como la sociedad digital, la nueva tecnología, la biotecnología, la globalización, el liderazgo, la motivación y los valores corporativos. Tiene cuarenta y cinco años de edad, vive en West London, está casado y tiene cuatro hijos. Como familia son miembros activos de la iglesia local, en colaboración con la Alianza Evangélica.